EL DOCTOR RESPONDE

EL
ALZHÉIMER

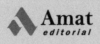 **Amat**
editorial

Amat Editorial, sello editorial especializado en la publicación de temas que ayudan a que tu vida sea cada día mejor. Con más de 400 títulos en catálogo, ofrece respuestas y soluciones en las temáticas:

- Educación y familia.
- Alimentación y nutrición.
- Salud y bienestar.
- Desarrollo y superación personal.
- Amor y pareja.
- Deporte, fitness y tiempo libre.
- Mente, cuerpo y espíritu.

E-books:
Todos los títulos disponibles en formato digital están en todas las plataformas del mundo de distribución de e-books.

Manténgase informado:
Únase al grupo de personas interesadas en recibir, de forma totalmente gratuita, información periódica, newsletters de nuestras publicaciones y novedades a través del QR:

Dónde seguirnos:

🐦 | **@amateditorial**

(f) (in) (▶) | **Amat Editorial**

Nuestro servicio de atención al cliente:
Teléfono: **+34 934 109 793**
E-mail: **info@profiteditorial.com**

EL DOCTOR RESPONDE

EL ALZHÉIMER

DR. MANUEL MARTÍN CARRASCO

Amat
editorial

© Dr. Manuel Martín Carrasco, 2019
Director de la colección: Emili Ametlla

© Profit Editorial I., S.L., 2019
Amat Editorial es un sello editorial de Profit Editorial I., S.L.
Travessera de Gràcia, 18-20, 6º 2ª; Barcelona-08021
www.profiteditorial.com

ISBN: 978-84-9735-772-2
Depósito legal: B 23427-2019
Diseño gráfico: Joan Moreno
Segunda edición: Noviembre 2019
Impresión: Liberdúplex
Impreso en España - *Printed in Spain*

ÍNDICE

PRÓLOGO

El alzhéimer se presenta como uno de los grandes retos de la Humanidad para el siglo XXI. Actualmente se calcula que casi cincuenta millones de personas lo padecen en todo el mundo, pero la cifra puede multiplicarse a lo largo del siglo, de acuerdo con las previsiones demográficas, que señalan un incremento sustancial del número de personas con edad superior a los setenta años.

Esta enfermedad se caracteriza por una pérdida progresiva de memoria y otras funciones intelectuales, de manera que la persona que la padece termina en un estado de dependencia completa de los demás para cumplir incluso las funciones más básicas. Por otra parte, son muy frecuentes los trastornos psiquiátricos y del comportamiento, que condicionan una sobrecarga muy importante para el familiar o el cuidador, quien puede llegar a padecer ansiedad y/o síntomas depresivos. A su vez, la sobrecarga puede precipitar el ingreso del paciente de Alzhéimer en un centro residencial.

El alzhéimer no tiene cura en el momento actual, pero sí tratamiento. Hay una diferencia muy notable entre un caso bien tratado y atendido, y otro que no lo está: la calidad de vida, tanto de la persona afectada como del cuidador, puede variar de forma sustancial. Pero se trata de un tratamiento complejo que involucra la intervención de varios especialistas médicos y de otros profesionales, como psicólogos o trabajadores sociales. La situación de dependencia obliga también con frecuencia a establecer contacto con los servicios de atención social. Y por otro lado, hay que tener en cuenta las necesidades —emocionales, educativas, informativas— del cuidador. Hoy día no se concibe una atención integral al paciente de alzhéimer sin la participación del cuidador.

Por todo ello, la presente obra se presenta como una guía para navegar en la complejidad que supone afrontar una enfermedad de este calibre. Está dirigida tanto a las personas diagnosticadas en una fase precoz como a los cuidadores. Se abordan en detalle, y con un lenguaje lo más libre de tecnicismos posible, los aspectos más críticos del manejo de la enfermedad. También abundan los ejemplos de situaciones reales concretas, tomados de la experiencia clínica directa, y se presta una atención especial al manejo de los síntomas psiquiátricos y del comportamiento, así como a la reacción emocional del cuidador.

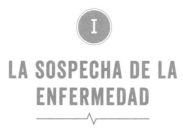

LA SOSPECHA DE LA ENFERMEDAD

El alzhéimer se ha convertido en los últimos años en un fenómeno mediático. Personalidades de todo el mundo se han declarado afectadas por la enfermedad e, incluso, se han comprometido públicamente en la lucha contra ella mediante iniciativas diversas. También es cada vez más frecuente su conocimiento directo. El envejecimiento de la población hace que muchos de nosotros hayamos tenido una persona afectada entre nuestros allegados.

La fase final del alzhéimer es una demencia. Esta es un síndrome —es decir, un conjunto de síntomas y signos clínicos— que se caracteriza por un deterioro global y permanente del funcionamiento cognitivo. Hay muchas enfermedades que pueden dar lugar a una demencia, pero la más frecuente, con gran diferencia, es el alzhéimer (véase tabla 1).

Por lo que sabemos hasta ahora, el alzhéimer es una enfermedad de depósito, es decir, está originada por el depósito anómalo —en cantidad y calidad— de una sustancia: la proteína beta-amiloide. El depósito comienza unos años antes de que aparezcan los primeros síntomas. Por eso se habla de fase preclínica y fase clínica de la enfermedad. En la fase clínica se distinguen a la vez dos períodos: una fase preliminar o prodrómica, en la que aparecen algunas manifestaciones pero sin afectar a un funcionamiento normal, y la fase de demencia propiamente dicha. A la fase prodrómica se la suele denominar también «deterioro cognitivo ligero».

---

1. **Alzhéimer (50-80%).**
2. **Demencia vascular y mixta (5-15%).**
3. **Otras demencias degenerativas (5-10%):**
   Demencia en el párkinson, demencia por cuerpos de Lewy, demencia frontotemporal, demencia en la enfermedad de Huntington y otras.
4. **Alcoholismo crónico y déficits vitamínicos o carenciales (1-5%).**
5. **Encefalopatías metabólicas (1-5%):**
   Hipotiroidismo y otras.
6. **Procesos expansivos —tumores— e hidrocefalia (1-2%).**
7. **Ingesta crónica de fármacos o tóxicos (1-2%).**
8. **Otras (1-5%):**
   Traumatismo craneal, infecciones cerebrales, etcétera.

Tabla 1. Patologías causantes de demencia.

Pese a su popularidad, el alzhéimer continúa siendo una enfermedad que se diagnostica tarde, cuando el grado de afectación de la persona es ya importante, es decir, cuando ya ha comenzado la fase de demencia. Diagnosticar la enfermedad en fase avanzada tiene consecuencias negativas, como el retraso del comienzo del tratamiento. Por lo tanto, resulta de gran importancia estar atentos a los primeros indicios de la aparición de la enfermedad.

El factor más importante que explica el retraso a la hora del diagnóstico es, normalmente, el miedo a padecerla o a que la padezca una persona cercana, que se traduce en una actitud de negación de la evidencia. Esta actitud se manifiesta tanto en el enfermo como en sus familiares, en especial en estos últimos. Como cualquier enfermedad que conduce a un estado de dependencia, el alzhéimer no solo repercute en la persona afectada, sino que también lo hace en su entorno familiar y social. Por lo tanto, no es nada extraño que se genere un rechazo a aceptar la presencia de la enfermedad, con todas las consecuencias que ello implica.

En segundo lugar, existe todavía un gran desconocimiento de la enfermedad en sus términos precisos, a pesar de la difusión mediática a la que nos hemos referido. Por ello, es frecuente que los síntomas que observamos en las primeras fases de la enfermedad se atribuyan erróneamente al envejecimiento normal, aunque debe quedar claro que existe todavía un gran debate científico acerca de qué entendemos por envejecimiento «normal» y declinar cognitivo «normal». Se trata de fenómenos enormemente complejos, en los que influyen una gran cantidad de procesos: genéticos, biológicos, medioambientales, aleatorios, etcétera. Por otro lado, existe una enorme diferencia entre distintos individuos acerca de la naturaleza de estos cambios: su rapidez, el tipo de función afectada, etcétera.

Estas grandes diferencias entre los individuos son características de numerosos aspectos de la vida humana y su explicación es sencilla: a medida que avanza nuestra existencia, somos cada vez más la consecuencia de cómo la hemos vivido. Tomemos por ejemplo la fuerza física: es muy probable que dos jóvenes de veinte años tengan una fuerza física parecida, pero cuarenta años más tarde, su vigor físico dependerá en gran medida del ejercicio físico que hayan practicado durante su vida y aumentará la probabilidad de encontrar diferencias en este sentido. Lo mismo ocurre con la capacidad intelectual.

ENVEJECIMIENTO Y CAMBIO COGNITIVO

Cuando envejecemos, de forma natural se van produciendo determinados cambios en nuestro funcionamiento cognitivo, no todos ellos negativos (véase tabla 2). En términos generales, podemos decir que al hacernos mayores tendemos a perder algunos aspectos de la memoria, del lenguaje, de la capacidad de atención y de la velocidad de procesamiento. Estas habilidades van cambiando con el paso de los años. Algunas se manifiestan ya en la década de los sesenta, mientras que otras aparecen de forma más tardía.

En cuanto a la memoria, se produce una disminución relacionada con el recuerdo de sucesos, especialmente de los recientes y, como consecuencia, aumentan los olvidos. Este fenómeno se aprecia especialmente en las pruebas efectuadas en el laboratorio. En los test que implican el recuerdo inmediato de muchos ítems (siete o más palabras o números), los ancianos tienen un grado de aprendizaje más lento, aunque el recuerdo, tras cierta demora, no se ve afectado de forma significativa.

- Disminución de la memoria episódica.
- Disminución de la atención y la memoria de trabajo.
- Mantenimiento de la memoria semántica o de significados.
- Alteración de la fluencia verbal y la capacidad de denominación (fenómeno «en la punta de la lengua»).
- Disminución de la velocidad de procesamiento intelectual.
- Aumento de la capacidad de reflexión y de aprender de la experiencia.

Tabla 2. Cambios cognitivos asociados al envejecimiento normal.

También se ve afectada la capacidad de atención, lo que penaliza el recuerdo. Por otra parte, la memoria humana no es una simple grabación de los hechos ocurridos. Desde hace cerca de un siglo se sabe que el ser humano construye su memoria hasta cierto punto. Un simple experimento demuestra las enormes variaciones que hay entre diversas personas cuando recuerdan un mismo hecho en el que todas estuvieron presentes. Pues bien, las personas mayores tienen una mayor tendencia a generar falsos recuerdos que las personas jóvenes. El lenguaje se ve afectado, especialmente la fluencia verbal y la capacidad de denominación (es decir, de recordar el nombre de las cosas), pero de forma escasa. Aun así, el fenómeno de «palabra en la punta de la lengua» es dos veces más frecuente en personas mayores que en jóvenes.

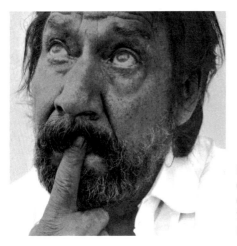

El fenómeno de «palabra en la punta de la lengua» es dos veces más frecuente en personas mayores que en jóvenes.

Estos déficits se acentúan notablemente en caso de existir una premura de tiempo para la respuesta o se obliga a la respuesta con interferencias como consecuencia del enlentecimiento de los procesos de pensamiento y de la menor capacidad de atención.

Lo mismo ocurre cuando se suma algún otro factor que afecte al funcionamiento intelectual, como la ansiedad, la depresión o distintas enfermedades somáticas. No obstante, en condiciones normales, la persona mayor consigue compensar estas limitaciones con su mayor experiencia, por lo que el rendimiento funcional no se ve afectado.

Sin embargo, las personas mayores tienden a tener un peor concepto de su memoria y otras funciones intelectuales de lo que muestran realmente los resultados de las pruebas en las que participan. Este hecho lleva con frecuencia a que se produzcan consultas al médico de personas alarmadas por lo que creen ser el comienzo de un alzhéimer, cuando en realidad lo que presentan son las pérdidas cognitivas asociadas al envejecimiento.

Podemos preguntarnos, por lo tanto, cuáles son las pistas que nos deben hacer pensar que los cambios que estamos observando corresponden a una demencia y no al envejecimiento normal. Los resumimos en la tabla 3.

1. Alteraciones de la memoria, con repercusión funcional.

2. Dificultades en las actividades de la vida diaria.

3. Problemas con el lenguaje.

4. Desorientación en tiempo y lugar.

5. Juicio pobre.

6. Disminución de la capacidad de abstracción.

7. Pérdida de cosas o colocación errónea de objetos.

8. Cambios en el humor y en el comportamiento.

9. Cambios en la personalidad.

10. Pérdida de la iniciativa.

Tabla 3. Cambios que inducen a pensar en la presencia de alzhéimer.

Lo que observamos en primer lugar es un cambio en la persona afectada que consiste, básicamente, en una disminución de su memoria para hechos recientes, una pérdida de iniciativa y la aparición de dificultades en las tareas más complejas y sofisticadas de su repertorio habitual, a las que antes hacía frente sin dificultad, o bien tendencia a evitarlas.

Más tarde se pueden ir añadiendo cambios en la personalidad —que pueden consistir en una exacerbación de rasgos previos o bien la presencia de rasgos nuevos—, alteraciones en el lenguaje (por ejemplo, tendencia a la repetición), dificultades en la orientación y déficit en la capacidad de juicio e introspección.

No son infrecuentes los cambios en el humor (por ejemplo, aparición de tristeza o irritabilidad) y los problemas de comportamiento, como obstinación y tozudez. El patrón de cambios es muy variable y cualquiera de los síntomas arriba mencionados puede ser el primero que llame la atención, aunque la pérdida de memoria sea lo más frecuente.

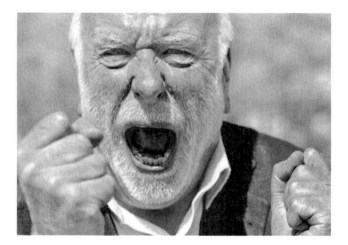

No son infrecuentes los cambios en el humor
y los problemas de comportamiento.

Hay que tener en cuenta que en el alzhéimer, y en la mayoría de las demencias del anciano, los cambios aparecen de forma sutil e insidiosa, lo que dificulta su identificación, ya que nos vamos acostumbrando progresivamente a ellos. Por lo general, fijamos el comienzo de la enfermedad de forma retrospectiva y aproximada, y como media, la enfermedad se diagnostica dos años después de su comienzo, aunque existe una tendencia a acortar cada vez más este período.

MOMENTO DEL DIAGNÓSTICO

En la actualidad existe una polémica abierta acerca de la conveniencia de efectuar un diagnóstico temprano de una enfermedad con consecuencias tan graves como el alzhéimer, que en el momento actual carece de cura, aunque sí tiene tratamiento. Los argumentos para uno y otro puntos de vista se resumen en la tabla 4.

A FAVOR	EN CONTRA
1. Acceso a la terapéutica adecuada.	1. No existe cura para la enfermedad.
2. Respeto a la autonomía del paciente.	2. Evitar el posible sufrimiento del paciente o sus familiares.
3. Implicación del paciente en la planificación y la toma de decisiones sobre la estrategia frente a la enfermedad.	3. Evitar el estigma de la enfermedad (penalización en seguros, etcétera).

Tabla 4. Argumentos a favor y en contra del diagnóstico temprano del alzhéimer.

Lógicamente, el conocimiento del diagnóstico plantea el dilema de carácter ético y deontológico de si hay que revelarlo o no al paciente. Actualmente, en los ambientes profesionales son partidarios de revelar el diagnóstico, aunque cada caso exige una valoración específica.

Es cierto que la enfermedad no tiene cura, pero sí tiene una terapéutica que permite paliar en muchos casos y en gran medida el sufrimiento asociado, tanto para el paciente como para el cuidador.

El panorama del tratamiento del alzhéimer cambió radicalmente hace veinte años con la introducción de los fármacos inhibidores de la colinesterasa, aunque es cierto que no son eficaces en todos los pacientes y que la mejoría es limitada. Pero existen otras medidas terapéuticas a considerar, como la utilización de psicofármacos, la estimulación cognitiva y la planificación de los cuidados. Todo ello es mucho más eficaz con un diagnóstico lo más temprano posible.

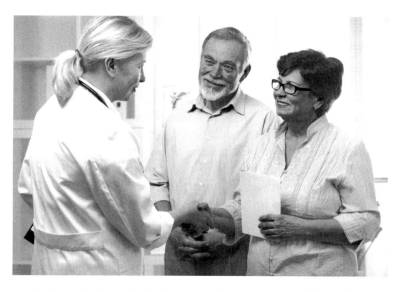

En los ambientes profesionales son partidarios de revelar el diagnóstico.

Por otra parte, se aduce que el diagnóstico de alzhéimer puede estigmatizar a la persona que lo padece, como ocurre con otros diagnósticos psiquiátricos y neurológicos, entre ellos la esquizofrenia y la epilepsia. Sin embargo, la percepción social de esta enfermedad es completamente distinta a la de otras patologías, ya que la reacción que suele despertar entre los que rodean a la persona afectada es de simpatía, ayuda y protección.

La principal oposición al diagnóstico en una fase temprana de la enfermedad se basa en el problema que plantea su revelación al paciente. No hay ninguna duda de que, desde una perspectiva ética, es fundamental que al paciente con capacidad suficiente se le diga la verdad, sobre la base del respeto a su autonomía. Los sujetos tienen derecho a controlar sus vidas, lo cual depende del conocimiento de sí mismos, ya que no pueden tomar decisiones válidas a menos que tengan toda la información relevante acerca de medidas terapéuticas, asesoría legal, manejo de las finanzas, planificación del futuro, etcétera.

Es evidente que el argumento a favor de la revelación del diagnóstico no es válido en casos de demencia más avanzada, ya que en estos individuos la capacidad de comprensión y el autogobierno se hallan gravemente afectados. Es frecuente que los familiares se posicionen en contra de la revelación del diagnóstico, como reflejo de una actitud protectora y paternalista y/o de una negación acerca de la presencia de la enfermedad. Incluso pueden darse casos en que las actitudes contrarias al diagnóstico estén basadas en el puro interés, porque no cabe duda de que una persona afectada de alzhéimer y no diagnosticada es mucho más vulnerable que una vez ha sido diagnosticada.

Es curioso que algunos estudios revelen que muchas personas que querrían conocer el diagnóstico de la enfermedad si les ocurriese a ellas, se oponen en cambio a que se les comunique a sus familiares. Está claro que el respeto a la autonomía del paciente no equivale a crueldad. La revelación puede omitirse si el paciente no quiere conocer el diagnóstico, total o parcialmente, o puede hacerse de una forma tal que se minimicen sus posibles consecuencias adversas, como ansiedad o depresión.

∿ PUNTOS CLAVE

- Hay varias fases en el alzhéimer. La fase final es una demencia: un conjunto de síntomas y signos clínicos que se caracteriza por un deterioro global y permanente del funcionamiento cognitivo.

- El alzhéimer continúa siendo una enfermedad que se suele diagnosticar tarde, cuando ya ha comenzado la fase de demencia. Por tanto, resulta de gran importancia estar atentos a los primeros indicios de la aparición de la enfermedad.

- Es frecuente que los síntomas que observamos en las primeras fases de la enfermedad se atribuyan por error al envejecimiento normal.

- Como cualquier enfermedad que conduce a un estado de dependencia, el alzhéimer no solo repercute en la persona afectada, sino que también lo hace en su entorno familiar y social.

- Lo que observamos en primer lugar al inicio de la fase de demencia del alzhéimer es un cambio en la persona afectada, que consiste básicamente en una disminución de su memoria para hechos recientes, una pérdida de iniciativa y la presencia de dificultades en las tareas más complejas.

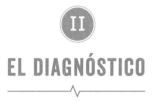

EL DIAGNÓSTICO

L a evaluación diagnóstica de los sujetos ancianos que presentan alteraciones cognitivas tiene tres objetivos principales: 1) determinar con la mayor precisión posible si la persona tiene una demencia u otra causa de alteración cognitiva, 2) comprobar si existe un síndrome demencial, valorar si la presentación clínica y el diagnóstico son consistentes con los del alzhéimer y 3) si el curso no es típico del alzhéimer, tratar de determinar si existe otra enfermedad que pueda causar demencia o si existe alguna otra alteración que esté haciendo atípico el curso de un alzhéimer.

El diagnóstico de alzhéimer, en especial en las fases iniciales, es una tarea delicada, que debe ser realizada por profesionales médicos adiestrados en la misma. En nuestro país las especialidades que más tratan el problema de la demencia son la psiquiatría, la neurología, la geriatría y, por supuesto, los médicos de familia. El alzhéimer da lugar a tres grupos de síntomas característicos: pérdida de memoria y otras alteraciones cognitivas; síntomas no cognitivos, entre los que destacan los trastornos psicóticos y afectivos y las alteraciones conductuales, y síntomas neurológicos. Se trata, por lo tanto, de una enfermedad heterogénea, tanto en la presentación y la importancia de sus síntomas como en la evolución de los mismos.

En el momento actual el diagnóstico definitivo de alzhéimer tiene un carácter doble. Por una parte es clínico, y requiere la presencia de un síndrome demencial característico, y por otra, anatomopatológico, basado en la presencia de una serie de lesiones características

—placas de amiloide, ovillos neurofibrilares y reducción del número de neuronas— en el tejido cerebral. Dado que para estudiar el tejido cerebral es necesario esperar a la autopsia que se lleva a cabo tras la muerte de la persona, el diagnóstico que se hace en vida tiene un carácter provisional, que se etiqueta como diagnóstico «posible» o «probable». No obstante, hay que señalar que los métodos actuales de diagnóstico previos a la autopsia permiten hacer el diagnóstico con una exactitud de más del 90 %, según estudios con confirmación posterior basada en la autopsia.

Para conseguir este grado de precisión se necesita que se cumplan una serie de requisitos, denominados «criterios de diagnóstico». Los criterios más empleados, tanto en nuestro país como a nivel internacional, son los de la clasificación internacional CIE-10 de la Organización Mundial de la Salud, los del DSM-IV-R de la Asociación Psiquiátrica Americana y los NINCDS-ADRDA[1], estos últimos empleados sobre todo en investigación. Por supuesto, los tres sistemas comparten muchas características (véase tabla 5).

El diagnóstico clínico del alzhéimer se realiza a través de la combinación de la historia clínica, la exploración neuropsicológica y psiquiátrica, la exploración física y neurológica, la determinación del nivel funcional y los exámenes complementarios (véase tabla 6). Dado que el rasgo más característico de la enfermedad es la alteración cognoscitiva, en especial la afectación de la memoria, la exploración neuropsicológica es fundamental.

Como se ha referido en el capítulo anterior, el alzhéimer es la forma más común de las demencias neurodegenerativas, con las que comparte muchos rasgos característicos. Por otra parte, y dado que el alzhéimer aparece típicamente en las personas ancianas, es frecuente que coexista con otros trastornos que afectan a este grupo de edad y que producen también alteraciones cognitivas.

---

1. National Institute of Neurological and Communicative Disorder and Stroke and the Alzheimer's Disease and Related Disorders Association.

CARACTERÍSTICAS	CIE-10	DSM-IV	NINCDS-ADRDA*
Afectación de la memoria	+	+	+
Afectación del pensamiento	+	-	-
Afasia, apraxia, agnosia o funciones ejecutivas alteradas	-	+	-
Deterioro de, al menos, una función además de la memoria	+	+	+
Empleo de una prueba estándar	-	-	+
Deterioro de las actividades de la vida diaria (AVD)	+	-	-
Deterioro social y ocupacional	-	+	+
Deterioro del nivel previo	+	+	+
Inicio entre los 40-90 años	-	-	+
Inicio insidioso o poco definido	+	+	-
Deterioro lento	+	-	+
Deterioro progresivo	-	+	+
Ausencia de evidencias de otra enfermedad causante de demencia	+	+	+
Ausencia de inicio brusco	+	-	+
Ausencia de signos neurológicos focales	+	-	+
Ausencia de consumo de tóxicos	-	+	-
Síntomas no limitados a delirium	+	+	+
Ausencia de otro trastorno mental	-	+	-

Tabla 5. Criterios de diagnóstico empleados en el alzhéimer.

Para diagnosticar a un paciente de enfermedad de Alzhéimer, el médico y/o su equipo deben llevar a cabo los siguientes procedimientos:

1. **Historia clínica.**
   Comienzo, evolución, consumo de tóxicos, antecedentes familiares, historia médica, fármacos.
2. **Exploración neuropsicológica.**
   Funcionamiento cognitivo.
3. **Exploración psiquiátrica.**
   Síntomas psiquiátricos (depresión, ansiedad, trastornos del comportamiento).
4. **Exploración física.**
5. **Exploración neurológica.**
   Determinación del nivel funcional.
6. **Exámenes complementarios:**
   - Analítica.
   - Hematimetría completa, bioquímica sérica (ionograma, glucemia, enzimas hepáticas), bioquímica de orina, pruebas de función tiroidea, vitamina B12, folatos, serología de VIH, examen de líquido cefalorraquídeo.
   - Pruebas de imagen.
   - Radiografía de tórax, neuroimagen (tomografía computarizada craneal, resonancia magnética).
   - Otras (en caso necesario).
   - Electrocardiograma (ECG), electroencefalograma (ECG), examen de líquido cefalorraquídeo (LCR), estudio genético.
7. **Valoración de la situación familiar y social.**

Tabla 6. Protocolo de diagnóstico del alzhéimer.

HISTORIA MÉDICA COMPLETA

Es la herramienta de diagnóstico más importante. Se obtiene del paciente —en las fases iniciales de la enfermedad— y hay que confirmarla con un familiar o un acompañante cualificado. Incluye información sobre la salud general de la persona, los problemas médicos anteriores, el tipo de síntomas, su comienzo y evolución, el empleo de fármacos, el consumo de tóxicos y el nivel de funcionamiento pasado y presente (es decir, cualquier dificultad que la persona tenga en las actividades diarias). Es importante también el registro de los antecedentes familiares.

EXPLORACIÓN NEUROPSICOLÓGICA

En ella se ponen en evidencia las alteraciones cognitivas, en especial de la memoria, la atención, el lenguaje, la capacidad de organización y planificación (resolución de problemas), el pensamiento abstracto y otras funciones, como la praxis[2], la gnosis[3] y el cálculo.

Es importante que el paciente se someta a una prueba estandarizada que proporcione una puntuación que luego pueda utilizarse para valorar la progresión de la enfermedad. Un test que se utiliza con mucha frecuencia es el Mini Mental, que puede aplicarse en un corto espacio de tiempo, pero cuyos resultados se ven afectados por el nivel educativo de la persona. En la actualidad está siendo reemplazado por otras pruebas, como el «test de los siete minutos». Estas dos pruebas son muy adecuadas para la detección del problema, pero pueden necesitarse otras más complejas, sobre todo en casos iniciales o dudosos.

---

2. Capacidad de llevar a cabo movimientos intencionados.
3. Capacidad de reconocimiento de estímulos conocidos.

EXPLORACIÓN PSIQUIÁTRICA

El 90 % de las personas con alzhéimer presentan algún tipo de trastorno psiquiátrico a lo largo de la enfermedad, y no es infrecuente que este tipo de manifestaciones sea el que da la voz de alarma de la presencia de enfermedad (véase tabla 7).

- **Trastornos del estado de ánimo.**
  Depresión, euforia, labilidad emocional, irritabilidad.

- **Ansiedad.**
  Reacciones catastróficas.

- **Trastornos psicóticos.**
  Delirios, alucinaciones, confusiones de identidad.

- **Agitación y/o agresividad.**

- **Cambios de personalidad.**
  Indiferencia, aumento o disminución de rasgos previos.

- **Trastornos en la actividad motora.**
  Conducta repetitiva o sin sentido, deambulación, fugas, etcétera.

- **Trastornos de las funciones neurovegetativas.**
  Sexualidad, sueño, ritmos circadianos, apetito y hábitos alimentarios.

Tabla 7. Síntomas psiquiátricos y del comportamiento en el alzhéimer.

La frecuencia y el tipo de síntomas van cambiando con la evolución del alzhéimer. En las fases iniciales destaca sobre todo la presencia de depresión y de ansiedad. Dado que la depresión también produce disminución del funcionamiento cognitivo, no es raro que se produzcan errores en el diagnóstico, de manera que a veces se confunde una depresión con una demencia. Se trata de un problema importante, ya que la depresión sí tiene un tratamiento eficaz.

Sin embargo, lo más frecuente es que las personas con demencia se depriman. En fases más avanzadas pueden aparecer síntomas psicóticos, como delirios o alucinaciones. También es frecuente el insomnio o diversas formas de alteraciones del comportamiento, como agresividad, tendencia a la fuga, testarudez o inquietud motora.

EXPLORACIÓN FÍSICA Y NEUROLÓGICA

La exploración física ofrece resultados normales en el alzhéimer. Sin embargo, dado que afecta sobre todo a personas mayores, es frecuente que se presenten enfermedades somáticas que pueden afectar a la evolución de la patología, haciendo que el funcionamiento intelectual empeore. Por lo tanto, es importante mantener el mejor estado de salud general posible, como es el caso de pacientes con hipertensión, diabetes o insuficiencia cardíaca. Estos problemas médicos pueden dar lugar a episodios de delirium o episodio confusional agudo. Se trata de otra entidad que se confunde fácilmente con la demencia y que coexiste con frecuencia con ella.

El delirium es un síndrome de deterioro cognitivo de inicio brusco, con afectación del nivel de conciencia —que no suele estar alterado en el alzhéimer—, un curso agudo y frecuentes oscilaciones. Normalmente aparece una gran inquietud o delirios y alucinaciones a causa de enfermedades somáticas con repercusión cerebral. Se observa con mucha frecuencia en pacientes ancianos hospitalizados.

Los resultados de la exploración neurológica también son normales en el alzhéimer hasta fases avanzadas de dicha enfermedad, en que pueden aparecer alteraciones motoras, epilepsia o afectación de la deglución. La aparición precoz de manifestaciones neurológicas en el curso de una demencia suele indicar que nos encontramos frente a una demencia de un tipo diferente al alzhéimer, como demencia vascular, demencia en la enfermedad de Parkinson o demencia con cuerpos de Lewy.

DETERMINACIÓN DEL NIVEL FUNCIONAL

La interacción entre la sintomatología cognitiva y la no-cognitiva tiene como consecuencia la progresiva incapacidad del paciente para realizar las actividades de la vida diaria que acostumbraba a hacer antes del inicio de la enfermedad, así como la limitación de emprender otras nuevas.

Esta incapacidad funcional se debe valorar mediante medios clínicos o instrumentos estandarizados. La valoración de la capacidad funcional es un punto fundamental, no solo del proceso diagnóstico, sino de la planificación de los cuidados que recibirá el paciente, ya que es el exponente de las consecuencias tangibles de la enfermedad y de la necesidad de ayuda.

Otro punto importante en relación con esta cuestión es la valoración del grado de sobrecarga o de estrés de los cuidadores, para la que también existen instrumentos adecuados.

Por lo general, el déficit funcional se suele dividir en dos tipos de actividades: a) actividades instrumentales de la vida diaria (AIVD), que incluye actividades complejas, como llevar la casa y las finanzas, salir a divertirse, manejar aparatos, preparar comidas, controlar la medicación o llamar por teléfono, y b) actividades básicas de la vida diaria (ABVD), que son funciones cuyo manejo se pierde en los estadios más avanzados y que incluyen la autonomía en el cuidado personal: peinarse, lavarse, comer o conservar la continencia de orina y heces.

EXÁMENES COMPLEMENTARIOS

Los exámenes de sangre y de orina ayudan al médico a encontrar otras posibles enfermedades que pueden causar los síntomas. En la actualidad no se dispone de pruebas diagnósticas de alzhéimer a través de analítica de sangre y orina, pero existen en investigación determinadas detecciones de proteínas relacionadas con la enfermedad en líquido cefalorraquídeo, que pueden obtenerse a través de una punción lumbar.

Las pruebas de neuroimagen tienen un valor importante, aunque por sí mismas no son diagnósticas. Para el diagnóstico de demencia, sobre todo en el caso de alzhéimer, se suele buscar el apoyo de la neuroimagen estructural mediante la tomografía computarizada (TAC) o la resonancia magnética nuclear (RMN), con preferencia creciente de esta última, que incluso es preceptiva en alguno de los sistemas de diagnóstico más empleados, como es el caso, por ejemplo, del diagnóstico de alzhéimer probable según los criterios NINCDS/ADRDA. Los hallazgos típicos se relacionan con la presencia de atrofia de la corteza cerebral —es decir, una disminución de tamaño—, más prominente en las zonas más afectadas por la enfermedad (véase figura 1).

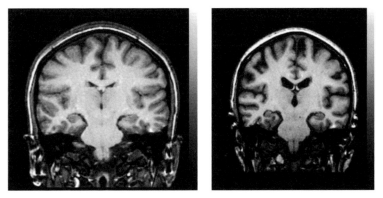

Normal   Alzhéimer

Figura 1. Neuroimagen estructural (RMN) en un individuo normal y un enfermo de alzhéimer.

Las pruebas de neuroimagen funcional, como el SPECT o el PET, se utilizan hoy en día sobre todo para la investigación, y solo de forma excepcional en el estudio diagnóstico de las demencias. Permiten apreciar la disminución de la actividad cerebral (véase figura 2). La realización de pruebas de neuroimagen pierde interés ante una demencia más evolucionada, ya que entonces la propia evolución es el dato más significativo (véase tabla 8).

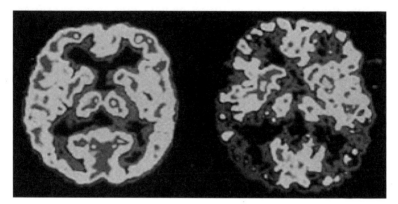

Normal   Alzhéimer

Figura 2. Neuroimagen funcional (PET) en un individuo normal y un enfermo de alzhéimer.

1. Edad menor de 60 años.

2. Declive cognitivo muy rápido (semanas).

3. Historia de hemorragias o uso de anticoagulantes.

4. Traumatismo craneal reciente.

5. Historia de tumores, en cualquier localización.

6. Historia de incontinencia o de alteraciones de la marcha de forma precoz en la enfermedad.

7. Signos de lesión neurológica de aparición reciente.

8. Síntomas neurológicos mal definidos o no explicados en la exploración

Tabla 8. Casos en los que está indicada la neuroimagen estructural en el diagnóstico de la demencia.

OTRAS DETERMINACIONES

Existen otras muchas pruebas que pueden realizarse en el estudio de un síndrome demencial, dependiendo de la sospecha clínica, pero con respecto al alzhéimer solo se utilizan para descartar otras formas de demencia.

En cuanto al estudio genético, algunas de las pruebas ya están disponibles con relativa facilidad, como, por ejemplo, el tipaje de la apolipoproteína E. No obstante, diferentes acuerdos de consenso han decidido que, con los conocimientos actuales, estas determinaciones deben quedar reservadas al campo de la investigación o deben realizarse con fines diagnósticos en casos muy seleccionados, como en las formas de alzhéimer precoz o en los raros casos hereditarios.

VALORACIÓN DE LA SITUACIÓN SOCIAL Y FAMILIAR

El alzhéimer provoca una dependencia cuyo grado dependerá de la fase de demencia, aunque siempre se irá agravando hasta alcanzar una pérdida total de autonomía. Esto significa que la calidad de vida del paciente irá en función de la capacidad de su entorno social y familiar para proporcionarle los cuidados crecientes que va a ir precisando.

Atender a una persona afectada no es una tarea fácil para nadie, aunque con los medios adecuados, y tratándose de una demencia no complicada, el paciente puede ser atendido en su domicilio hasta las fases más avanzadas.

En función de la situación familiar, y atendiendo a los deseos del paciente si está en condiciones de manifestarlos, hay que articular una serie de decisiones muy importantes, como por ejemplo, la modificación de la vivienda y el mobiliario —adecuación del baño, eliminación de barreras, provisión de cama y elementos auxiliares como grúas, etcétera—, la atención en centro de día, la presencia de cuidadores profesionales o el ingreso en un centro residencial. Para todo ello es fundamental conocer y valorar en profundidad a la familia, en especial al denominado «cuidador principal», es decir, la persona que realmente va a llevar la responsabilidad de los cuidados, que no siempre coincide con la persona que lleva al paciente a visitar al médico.

La organización asistencial para las demencias en nuestro país es muy variable y heterogénea, dada la falta de una estrategia nacional ante las demencias. Por lo tanto, la responsabilidad del diagnóstico puede recaer sobre profesionales de varias especialidades médicas —psiquiatría, geriatría, neurología, medicina de familia, etcétera—, bien de forma individual o, a ser posible, a través de un equipo multidisciplinar.

Además del médico, suelen formar parte del equipo enfermeras, neuropsicólogos y trabajadores sociales, aunque como ya hemos comentado, la situación es variable según las distintas comunidades autónomas y, a veces, según las distintas áreas sanitarias.

Una vez se conoce el diagnóstico, se plantea la comunicación del mismo al paciente y a sus familiares. Ya hemos discutido los pros y los contras de este importante paso. La información sobre la salud es un deber para el médico y un derecho para el paciente. Pero más que en un acto de información, hay que pensar en un proceso de revelación. La noticia del diagnóstico supone un antes y un después en la vida del paciente y de sus familiares, y por lo tanto, no puede ser un hecho puntual. Hay que situar la comunicación en el contexto de la relación médico-enfermo y hacerla de forma gradual, valorando la capacidad del paciente para comprender la noticia y asimilarla de forma adecuada y constructiva.

La experiencia nos enseña cómo reaccionan las personas al saber que tienen una enfermedad incurable de mal pronóstico. La primera respuesta es quedarse anonadado, en estado de *shock* («esto no me puede estar pasando a mí»). A continuación viene una fase de negación y de rechazo del diagnóstico, que puede acompañarse de enfado y rabia. Es típico de esta fase pensar que los médicos se han equivocado, y pueden buscarse otras opiniones expertas. Más tarde, la persona comienza a aceptar la realidad, lo que lleva a veces a una reacción de tipo depresivo o ansioso, que acentúa su malestar e incrementa el déficit cognitivo. Finalmente se llega a una fase de aceptación y de lucha contra la enfermedad. Los familiares juegan un papel muy importante en este proceso, favoreciendo o entorpeciendo la asimilación de la noticia por parte del paciente. Es muy importante conocer lo mejor posible a este y a su familia para elegir la forma más conveniente de actuar.

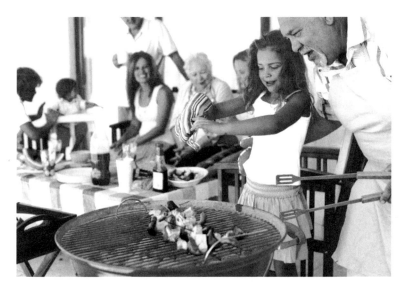

Los familiares juegan un papel fundamental en el proceso de la comunicación del diagnóstico.

Como ya hemos comentado, no puede dejarse al paciente y a la familia tan solo con la mala noticia. Hay que informar también de todo lo que puede hacerse para ayudarles, tanto a nivel terapéutico como de apoyo. Sobre todo, es importante el mensaje de que no van a estar solos en la nueva etapa que se abre. Y también es importante que el enfermo sepa que puede participar en la planificación de sus cuidados y poner en orden sus asuntos antes de que pierda la capacidad para hacerlo. Algunas personas pueden preferir ponerse en manos de los demás, pero otras muchas, y probablemente cada vez con más frecuencia, desean tomar parte activa en la decisión de cómo van a ser sus últimos años y se alivian al comprobar que sus deseos van a ser respetados.

⩘ PUNTOS CLAVE

- El alzhéimer da lugar a tres grupos de síntomas característicos: pérdida de memoria y otras alteraciones cognitivas; síntomas no cognitivos, entre los que destacan los trastornos psicóticos y afectivos y las alteraciones conductuales, y síntomas neurológicos en estadios avanzados.

- El diagnóstico clínico del alzhéimer se realiza a través de la combinación de la historia clínica, la exploración neuropsicológica y psiquiátrica, la exploración física y neurológica, la determinación del nivel funcional y los exámenes complementarios.

- El alzhéimer produce dependencia. El nivel de esta variará según la fase de demencia, pero siempre se va ir agravando hasta alcanzar una pérdida total de autonomía, con incapacidad para sobrevivir por uno mismo.

- Hay que situar la comunicación del diagnóstico en el contexto de la relación médico-enfermo y hacerla de forma gradual, valorando la capacidad del paciente para comprender la noticia y asimilarla de forma adecuada.

- El médico debe informar de todo lo que puede hacerse para ayudar al paciente y a sus familiares, tanto a nivel terapéutico como de apoyo.

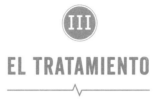

EL TRATAMIENTO

El tratamiento y los cuidados del alzhéimer son complejos, como corresponde a un proceso de larga evolución y con características cambiantes. Implica a distintos profesionales, tanto en el campo de la sanidad como de los servicios sociales, al paciente y a sus familiares y cuidadores. Una terapéutica óptima exige, por lo tanto, una coordinación y una planificación cuidadosas.

La terapéutica debe irse adaptando a las necesidades cambiantes del paciente en las distintas fases de la enfermedad. Por lo tanto, conviene que repasemos primero las características de las distintas fases. Existen varios instrumentos o escalas que se emplean para determinar la fase en que se encuentra la enfermedad. Las más utilizadas son las escalas GDS (Global Deterioration Scale) y CDR (Clinical Deterioration Scale), en especial la primera de ellas (véase tabla 9). No obstante, en la práctica suele utilizarse una clasificación más sencilla, que establece tres fases en la demencia: leve, moderada y grave o intensa, cada una de las cuales puede tener una duración de entre uno y tres años.

1. GDS-1. Ausencia de alteración cognitiva.
Sujeto normal.

a) Ausencia de quejas subjetivas de memoria.

b) Exploración cognitiva normal.

---

1. GDS-2. Afectación cognitiva muy leve.
Deterioro cognitivo asociado a la edad.

a) Ausencia de quejas subjetivas de memoria.
   I. Olvido de dónde se han colocado objetos familiares.
   II. Olvido de nombres bien conocidos.

b) No hay evidencia objetiva de defectos de memoria en el examen clínico.

c) No hay defectos objetivos en el trabajo o en situaciones sociales.

d) Hay pleno conocimiento y valoración de la sintomatología.

---

1. GDS-3. Afectación cognitiva leve.
Deterioro cognitivo leve.

a) Primeros defectos claros, con manifestaciones en una o más de estas áreas:
   I. Pérdida en un lugar no familiar.
   II. Rendimiento ocupacional o social más pobre.
   III. Defectos en la evocación de palabras o nombres.
   IV. Retención de poco material nuevo (por ejemplo, un libro nuevo, nuevos conocidos, etcétera).
   V. Pérdida de objetos valiosos o necesarios.

b) Defecto objetivo de memoria o concentración en la exploración.

c) Negación o desconocimiento de los fallos.

d) Sintomatología acompañada de ansiedad.

>>

1. GDS-4. Afectación cognitiva moderada.
Demencia leve.

a) Afectación apreciable en las siguientes áreas:

  I. Conocimiento disminuido de acontecimientos actuales.
  II. Cierto déficit en el recuerdo de su historia personal.
  III. Déficit de concentración (por ejemplo, en la resta seriada de números).
  IV. Capacidad disminuida para tareas exigentes (por ejemplo, finanzas, viajes, etcétera).

b) Disminución de la capacidad afectiva.

c) Aumento de la negación de los déficits.

d) Mantiene orientación, reconocimiento de personas cercanas y desplazamientos a lugares conocidos.

---

1. GDS-5. Afectación cognitiva moderada-grave.
Demencia moderada.

a) El paciente no puede sobrevivir mucho tiempo sin alguna asistencia.

b) No recuerda datos relevantes de su vida actual: su dirección o teléfono de muchos años, los nombres de familiares próximos (como los nietos), el nombre de su calle, etcétera.

c) Es frecuente cierta desorientación en tiempo (fecha, día de la semana, estación, etcétera) o en lugar.

d) Una persona escolarizada puede tener dificultad contando hacia atrás desde 40 de cuatro en cuatro, o desde 20 de dos en dos.

e) Mantiene el conocimiento de muchos de los hechos de mayor interés.

f) Sabe su nombre y, normalmente el de su cónyuge e hijos.

g) No requiere asistencia en el aseo ni en la comida, pero puede tener cierta dificultad en la elección de los vestidos adecuados.

>>

**1. GDS-6. Afectación cognitiva grave.
Demencia moderadamente grave.**

a) A veces puede olvidar el nombre del cuidador, del que depende totalmente para sobrevivir.

b) Desconoce los acontecimientos y las experiencias recientes de su vida.

c) Mantiene cierto conocimiento de su vida pasada, pero muy fragmentario.

d) Por lo general desconoce su entorno, el año, la estación, etcétera.

e) Puede ser incapaz de contar desde 10 hacia atrás, y a veces hacia adelante.

f) Requiere cierta asistencia en las actividades básicas de la vida diaria.

g) Puede tener incontinencia o requerir ayuda para desplazarse, pero puede ir a lugares familiares.

h) El ritmo circadiano suele estar alterado.

i) Pueden aparecer síntomas psiquiátricos y alteraciones del comportamiento, como:

I. Depresión, ansiedad, ideas delirantes, agitación, agresividad, insomnio, alucinaciones.

II. Apatía, abulia, actividades repetitivas y sin sentido.

j) Casi siempre recuerda su nombre y reconoce a las personas con las que tiene contacto diario.

**1. GDS-7 Afectación cognitiva grave.
Demencia grave.**

a) Pérdida progresiva de las capacidades verbales. Se pueden verbalizar palabras y frases muy circunscritas; en las últimas fases no hay lenguaje, tan solo gruñidos.

b) Incontinencia de orina y de heces. Requiere asistencia en el aseo y en la alimentación.

c) Se van perdiendo habilidades psicomotoras básicas, como la deambulación o la deglución.

d) Aparecen síntomas neurológicos que denotan una desconexión entre la corteza cerebral y el resto del organismo.

Tabla 9. Escala de deterioro global (GDS, Global Deterioration Scale).

DEMENCIA LEVE

En la fase de demencia leve, la afectación cognitiva se ciñe a la memoria, y solo es perceptible para personas que conocen al paciente con cierta profundidad. Existe una dificultad permanente para recordar hechos de cierta importancia: lugar donde se dejan las cosas, recados, fechas significativas, nombres de lugares o personas conocidas, números de teléfono, etcétera.

Puede haber una cierta desorientación temporal o espacial, y dificultad para nuevos aprendizajes que requieran procedimientos razonados y con cierta complejidad, así como para adaptarse a situaciones nuevas. Como consecuencia, el sujeto se siente inseguro y comienza a evitar aquellas circunstancias en las que se ve más expuesto.

También aparecen alteraciones poco importantes en el empleo del lenguaje hablado y escrito, con empobrecimiento y dificultad para realizar tareas complejas, por ejemplo, redactar un documento o mantener una conversación con varias personas. La limitación funcional se centra en las denominadas «actividades de tipo instrumental», como finanzas, viajes, gestiones administrativas, trabajo (es decir, las actividades que en general se realizan fuera de casa). En cambio, el paciente se maneja bien o con ligeros fallos en el ámbito doméstico —por ejemplo, preparación de comidas poco complicadas, uso de electrodomésticos, higiene personal— y puede mantener su autonomía.

Con frecuencia aparece un cambio de personalidad, que por lo general consiste en una exacerbación de los rasgos previos, aunque de forma ocasional pueden aparecer rasgos nuevos. También son frecuentes los cambios en la afectividad, como apatía, ansiedad, tristeza, propensión a emocionarse con suma facilidad y labilidad afectiva (paso de la alegría a la tristeza sin causa aparente).

DEMENCIA MODERADA

Durante el período de demencia moderada, la afectación cognitiva muestra de forma muy clara su carácter global, y es evidente para cualquier persona que contacte con el paciente. La memoria está muy afectada, con pérdida de conocimientos generales y de la propia biografía. La capacidad de nuevo aprendizaje es muy limitada, con incapacidad incluso para asimilar acontecimientos personales importantes, como la muerte de un familiar.

La desorientación temporal y espacial da lugar a confusiones frecuentes; puede no reconocerse el propio domicilio o lugares muy habituales, o confundir el día y la noche, con lo que la persona puede extraviarse fácilmente. Hay una incapacidad creciente para reconocer personas, lugares y objetos, e incluso la propia cara frente al espejo.

Van apareciendo dificultades importantes para organizar y realizar movimientos complejos o secuencias motoras, lo que afecta a las actividades básicas de la vida diaria. El lenguaje se empobrece de forma notable, con falta de palabras, repeticiones constantes o uso inadecuado de términos, y también se ve afectada la capacidad de comprensión. Lo mismo ocurre con la escritura y el dibujo. Puede presentar incontinencia de esfínteres ocasional. A consecuencia de todo ello, al fracaso en las actividades fuera del hogar se añade la incapacidad en las tareas domésticas e, incluso, en las funciones básicas de autocuidado, como lavarse y vestirse, que ahora exigen supervisión para poder realizarse. Tampoco es capaz de cuidar de sí mismo y se expone a riesgos continuos.

El paciente depende ya de la ayuda de otros para su supervivencia y pueden aparecer ideas delirantes —por ejemplo, de robo, celos o persecución—, así como alucinaciones e ilusiones en las diferentes esferas perceptivas, pero sobre todo de tipo visual. En el terreno afectivo persiste la tendencia a la tristeza, la irritabilidad y las oscilaciones afectivas. También son frecuentes una amplia gama de alteraciones del comportamiento: agresividad, agitación, deambulación sin sentido, conductas repetitivas, etcétera. Las alteraciones del sueño, como insomnio y somnolencia diurna, y las alteraciones de la sexualidad, con disminución o incremento de la actividad sexual, no son excepcionales.

DEMENCIA AVANZADA

Por último, en la fase de demencia avanzada el paciente depende por completo de la ayuda de otros para las funciones más elementales de autocuidado (vestido, comida, higiene, etcétera). La afectación cognitiva se generaliza: la memoria se va reduciendo, manteniéndose más tiempo el recuerdo con más vinculación emocional; el lenguaje se empobrece, pasando a frases cortas o monosílabos, hasta desaparecer; la desorientación se hace también personal y el paciente llega a ignorar incluso su identidad; disminuye el control motor, de manera que va desapareciendo la marcha e incluso la deglución; la incontinencia se generaliza y se hace doble, urinaria y fecal. Pueden persistir los trastornos del comportamiento (por ejemplo, gritos o quejas lastimeras), aunque con una tendencia decreciente. Finalmente, el paciente entra en una situación de desconexión e indiferencia hacia el mundo que le rodea.

TRATAMIENTO GENERAL

Una vez que se dispone de un diagnóstico y de toda la información necesaria, hay que elaborar un plan de tratamiento individualizado. En la tabla 10 se recogen los elementos fundamentales de un plan terapéutico para el alzhéimer.

1. **Tratamiento de las patologías acompañantes:**
   a) Factores de riesgo cerebrovascular (diabetes, hipertensión arterial, cardiopatías, etcétera), nutrición y enfermedades sistémicas, entre otras.
   b) Estilo de vida saludable, como ejercicio físico, actividad intelectual y contacto social.

2. **Establecimiento de intervenciones específicas, farmacológicas y no farmacológicas:**
   a) Farmacológicas:
      I. Inhibidores de la acetilcolinesterasa: donepezilo, rivastigmina, galantamina.
      II. Memantina.
   b) No farmacológicas:
      I. Estimulación cognitiva.
      II. Terapia ocupacional.

3. **Tratamiento de los trastornos psiquiátricos y del comportamiento.**

4. **Planificación de los cuidados y medidas de apoyo:**
   a) Modificación del entorno, cuidadores profesionales, medidas de respiro, ingreso en residencia, etcétera.

5. **Ayuda a los cuidadores y familiares:**
   a) Información, prevención de la sobrecarga, psicoeducación, etcétera.
   b) Toma de decisiones.

6. **Medidas legales y disposiciones para el final de la vida.**

Tabla 10. Plan de tratamiento en el alzhéimer.

Tan pronto como se realice el diagnóstico, hay que efectuar dos intervenciones terapéuticas. En primer lugar, hay que actuar en la medida en que sea posible sobre todos los elementos que puedan empeorar el funcionamiento cognitivo de la persona afectada. Es frecuente que problemas de salud física, problemas sensoriales (por ejemplo, disminución de la agudeza visual o auditiva), dificultades en la comunicación, mala nutrición o discapacidad física debida a otras causas afecten al rendimiento intelectual y puedan ser objeto de tratamiento o incluso de solución. Las personas de edad sufren con frecuencia pérdidas sensoriales importantes de la visión o la audición, y al corregirlas, por ejemplo, mediante el uso de gafas, audífonos o corrección de cataratas, minimizamos el deterioro cognitivo.

Lo mismo podemos decir de los trastornos psiquiátricos, por ejemplo, la presencia de depresión, ansiedad o síntomas psicóticos contribuye en gran medida a un peor funcionamiento cognitivo, y estos trastornos pueden resolverse o mejorarse en numerosas ocasiones, como veremos más adelante.

TRATAMIENTO ESPECÍFICO

En segundo lugar, deben iniciarse medidas terapéuticas específicas para el alzhéimer, tanto de tipo farmacológico como no farmacológico. En la actualidad el primer tipo de tratamiento, que debe ser prescrito por un médico especialista, consiste en la utilización de fármacos inhibidores de la colinesterasa (ICE) —donepezilo, rivastigmina y galantamina—, que potencian un sistema de neurotransmisión, el colinérgico, muy afectado en el alzhéimer, y/o de memantina, una sustancia que modula otro sistema de neurotransmisión, el gabaérgico, también implicado en la enfermedad.

Los ICE son fármacos indicados desde las fases iniciales hasta las moderadas, mientras que la memantina está indicada en fases moderadas y avanzadas. Se trata de fármacos bien tolerados, especialmente en las formulaciones más modernas, con administración en una sola toma al día o como un parche transdérmico. Los ICE y la memantina se pueden combinar de forma ocasional, pero esta práctica no se recomienda de forma habitual. La eficacia de estas sustancias está probada científicamente, si bien sus efectos son modestos. No benefician a todos los pacientes, y cuando lo hacen, la mejoría consiste en un retraso en la progresión de la enfermedad, no en su estabilización o regresión. Sus efectos beneficiosos se manifiestan en todas las áreas dañadas por la enfermedad (cognición, funcionalidad, afectividad y comportamiento).

En cuanto a las terapias no farmacológicas, se han realizado estudios con un gran número de intervenciones. Podemos citar, entre otras, programas de psicoestimulación, terapia ocupacional, terapia de orientación a la realidad, terapia de reminiscencia, musicoterapia, aromaterapia y terapia con animales de compañía (véase tabla 11).

---

1. Terapia ocupacional.

Está centrada en el mantenimiento de la actividad como medio de preservar el declive funcional y cognitivo. Puede adoptar formas muy diversas, aprovechando las capacidades restantes. La ocupación mejora la autoestima, las alteraciones emocionales y los trastornos de conducta.

2. Programas de psicoestimulación.

Combinan actividades grupales con ejercicios individuales diseñados de acuerdo con los problemas más importantes que presenta el paciente. Se centran en el déficit cognitivo (por ejemplo, memoria, lenguaje, etcétera). Pueden realizarse en centros de día, pero también en el domicilio, y cada vez con mayor frecuencia aparecen programas informatizados más perfeccionados.

>>

3. Terapia de orientación a la realidad.

Está orientada a la mejora de la orientación temporal y espacial. Consiste en la presentación de material relacionado con la orientación, en general en un entorno grupal. Suele combinarse con otras técnicas. Es típica de las instituciones, en las que adopta a veces un formato de actividad continua.

4. Terapia de reminiscencia.

Se aprovecha la presentación de material del pasado —fotografías, música, etcétera— para facilitar el recuerdo y la discusión entre los participantes. Se facilita así una interacción social placentera a la vez que se favorece la memoria, el lenguaje, la afectividad y la búsqueda de sentido.

5. Musicoterapia.

Se utiliza la música para evocar el pasado y favorecer la memoria, y se emplea el ritmo del baile para mejorar la integración motora. También se mejora la integración social, en un entorno placentero.

6. Aromaterapia.

La estimulación en este caso es de tipo olfativo, aprovechando la capacidad de evocación de los olores y sus efectos emocionales.

7. Terapia con animales.

La compañía de un animal doméstico genera en el paciente sentimientos de cariño y prestación de ayuda, facilita la realización de actividades (por ejemplo, ejercicio físico), mejora su socialización y potencia su afectividad.

Tabla 11. Terapias no farmacológicas en el alzhéimer.

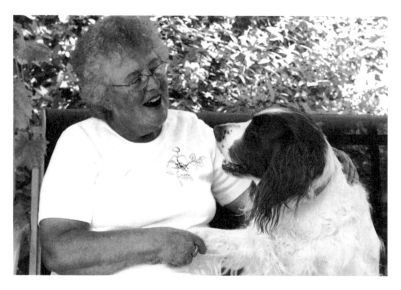

La compañía de un animal doméstico genera en el paciente sentimientos de cariño, facilita la realización de actividades y mejora su socialización.

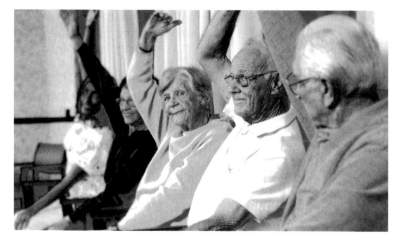

Las actividades grupales se centran en la mejora del déficit cognitivo y de la orientación temporal y espacial.

El beneficio de estas intervenciones es más difícil de probar de forma científica que el de los tratamientos farmacológicos, si bien las dos terapias citadas en primer lugar son las que tienen más datos a su favor. En realidad, parece que el «cómo» es más importante que el «qué» para el éxito de la terapia.

Los principios que se relacionan con el éxito de estas intervenciones se recogen en la tabla 12. Por supuesto, es fundamental la habilidad del terapeuta para comunicarse con el paciente. La mejoría, cuando se obtiene, es similar a la que se aprecia con el empleo de fármacos.

---

1. La actividad debe ser agradable y confortable en una atmósfera de tolerancia.

2. Debe basarse en una comunicación empática entre el terapeuta y los pacientes, y de estos entre sí.

3. Es fundamental promover la motivación.

4. El terapeuta debe ofrecer a cada paciente un rol social en el grupo que aproveche las capacidades que todavía retenga.

5. La actividad debe basarse en el aprendizaje sin errores, para asegurar un ambiente acogedor y el respeto hacia la dignidad de los pacientes.

Tabla 12. Factores relacionados con el éxito de las terapias no farmacológicas en el alzhéimer.

Es aconsejable que se combinen las estrategias farmacológicas y no farmacológicas, ya que se ha comprobado que tienen un efecto potenciador mutuo. Las intervenciones no farmacológicas están indicadas sobre todo en las primeras fases de demencia, ya que precisan de cierta integridad de las funciones cognitivas.

⌁ PUNTOS CLAVE

- En la fase de demencia leve, la afectación cognitiva se centra sobre todo en la memoria, y solo es perceptible para las personas más cercanas al paciente. También aparecen alteraciones poco importantes en el empleo del lenguaje hablado y escrito, y son frecuentes los cambios en la afectividad, como apatía, ansiedad, tristeza, propensión a emocionarse con suma facilidad y labilidad afectiva.

- Durante el período de demencia moderada, la memoria está muy afectada. Van apareciendo dificultades importantes para organizar y realizar movimientos complejos o secuencias motoras, el lenguaje y estructurar el pensamiento, lo que afecta a las actividades básicas de la vida diaria. El paciente depende de la ayuda de otros para su supervivencia.

- En la fase de demencia avanzada el paciente depende por completo de la ayuda de otros para las funciones más elementales de autocuidado. La afectación cognitiva se generaliza. Finalmente, el paciente entra en una situación de desconexión e indiferencia hacia el mundo que le rodea.

- El tratamiento farmacológico específico consiste en la utilización de fármacos inhibidores de la colinesterasa (ICE) −donepezilo, rivastigmina y galantamina− y/o memantina.

- Los ICE son fármacos indicados desde las fases iniciales hasta las moderadas, mientras que la memantina está indicada en fases moderadas y avanzadas. La eficacia de estas sustancias está probada científicamente, si bien sus efectos suelen ser modestos.

- En cuanto a las terapias no farmacológicas –indicadas en las primeras fases de la demencia–, podemos citar, entre otras, programas de psicoestimulación, terapia ocupacional, terapia de orientación a la realidad, terapia de reminiscencia, musicoterapia, aromaterapia o terapia con animales de compañía. El beneficio de estas intervenciones es más difícil de probar de forma científica que el de los tratamientos farmacológicos.

LA CONVIVENCIA
CON EL PACIENTE

Una vez que una persona ha sido diagnosticada de alzhéimer, la primera preocupación de los familiares es cómo deben tratarla. Ante esto, la respuesta casi siempre es «como lo venís haciendo», ya que no se trata más que de aplicar sentido común y cariño, y la mayoría de las familias están sobradas de ambas cosas. No obstante, no vienen mal algunas recomendaciones, aunque solo sirvan para confirmar que se está en el camino adecuado.

Sobre todo, hay algunos aspectos fundamentales que es preciso tener siempre en cuenta. Los resumimos en la tabla 13. Lo primero es comprender que los cambios que apreciamos en el paciente son fruto de la enfermedad. Aunque parezca sencillo, no lo es tanto, ya que el paciente pasa por una larga fase en que casi todos los aspectos de su personalidad se mantienen, y hay que tratarlo en consonancia. Además, es muy frecuente que el familiar pase por una fase de negación y falta de comprensión de los síntomas, aferrándose a la idea de que el paciente sigue igual que siempre y que puede mantener su estilo de vida habitual. Sobre todo, hay que recordar que se trata de una enfermedad cuando le vemos cometer fallos, y mucho más cuando tiene comportamientos inadecuados. Aceptar las limitaciones del paciente y no hacer un gran problema de ello es fundamental para la convivencia.

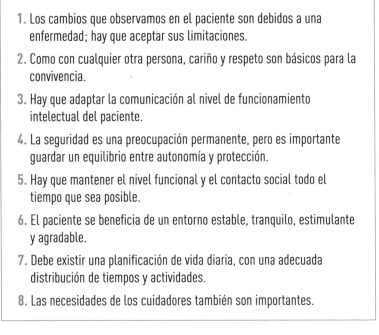

1. Los cambios que observamos en el paciente son debidos a una enfermedad; hay que aceptar sus limitaciones.

2. Como con cualquier otra persona, cariño y respeto son básicos para la convivencia.

3. Hay que adaptar la comunicación al nivel de funcionamiento intelectual del paciente.

4. La seguridad es una preocupación permanente, pero es importante guardar un equilibrio entre autonomía y protección.

5. Hay que mantener el nivel funcional y el contacto social todo el tiempo que sea posible.

6. El paciente se beneficia de un entorno estable, tranquilo, estimulante y agradable.

7. Debe existir una planificación de vida diaria, con una adecuada distribución de tiempos y actividades.

8. Las necesidades de los cuidadores también son importantes.

Tabla 13. Principios básicos de convivencia con el paciente con alzhéimer.

CARIÑO Y RESPETO

Por supuesto, es necesario tratar siempre al paciente con cariño y respeto, con la consideración que merece su edad. Aunque el funcionamiento intelectual corresponda a niveles de organización mental más elementales, el paciente con demencia no es un niño, y conserva la capacidad de diferenciar si el trato que se le da es el adecuado y si se corresponde a sus deseos. Pero sobre todo se trata de respetar la dignidad del ser humano en una persona frágil y vulnerable. El cariño es harina de otro costal. Donde no ha existido cariño, es difícil improvisarlo, y es evidente que las relaciones personales y familiares a veces son complicadas. Hay que apelar entonces a la humanidad del cuidador, que tiene una excelente oportunidad de mostrarse en estas circunstancias.

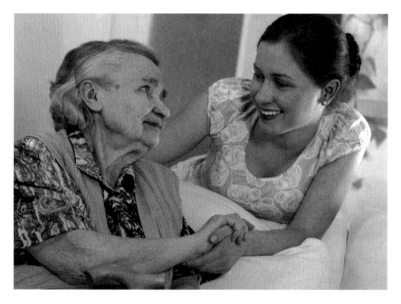

Es necesario tratar siempre al paciente con cariño y respeto.

COMUNICACIÓN

La comunicación debe ir adaptándose al nivel de funcionamiento intelectual del paciente. Hay que recordar que los actos de comunicación son complejos, y a través de ellos no solo informamos. Podemos querer comunicar para influir, para transmitir un deseo o para expresar un sentimiento, y que este produzca, a su vez, un comportamiento o una emoción en nuestro interlocutor.

En el momento inicial de la enfermedad, la comunicación se mantiene igual que siempre, pero teniendo en cuenta la dificultad del paciente para acordarse de las cosas. En esta fase el paciente dice o pregunta lo mismo muchas veces, o bien parece que ha entendido bien el mensaje, pero luego se olvida de ponerlo en práctica. Como esto ocurre con unas cosas sí y con otras no, el familiar o el cuidador pueden llegar a exasperarse, pensando que «se acuerda de lo que le da la gana». Ante este comportamiento, no hay que reprender al paciente ni culpabilizarlo, sino responderle con tranquilidad y paciencia. Y en cuanto a las tareas, hay que entender que cada vez va a ir necesitando un nivel mayor de supervisión. Al principio consistirá simplemente en comprobar si las ha realizado, pero cada vez irá necesitando más y más ayuda.

Más adelante, además de la pérdida de memoria, el paciente manifiesta dificultades en el lenguaje, tanto para expresarse como para comprender lo que se le dice. Su vocabulario se va empobreciendo, y cada vez le es más difícil encontrar las palabras correctas, o bien, en ocasiones, las sustituye y confunde una palabra por otra, lo que produce un gran malestar.

Las dificultades de comprensión se manifiestan en la imposibilidad de seguir una conversación entre varias personas o un diálogo con párrafos largos. Tampoco puede retener el contenido de un libro o de cualquier texto demasiado largo. Debido a estas dificultades, el paciente puede refugiarse en silencios prolongados o emplear un lenguaje cada vez más sencillo y directo.

Frente a estas dificultades, tenemos que intentar estimular y mantener la capacidad de comunicación del paciente, evitando la desconexión con el entorno y fortaleciendo los lazos sociales y familiares. Para ello podemos utilizar las estrategias que se recogen en la tabla 14.

En una fase más avanzada, el lenguaje se empobrece y el paciente puede pasar largos ratos sin hablar. Puede tener problemas para expresar lo que quiere decir y el lenguaje se hace en ocasiones incomprensible o vacío (repite cosas que no significan nada). También puede emplear palabras malsonantes poco habituales en él. Pierde el hilo al hablar, tiene gran dificultad para encontrar las palabras y a veces inventa palabras nuevas o emplea mal palabras correctas. No retiene lo leído y tiene problemas con el tono o la acentuación.

En esta fase la comunicación se beneficia de las mismas recomendaciones de la fase anterior, si bien enfatizando la necesidad de un lenguaje simplificado. Cada vez toma más importancia el contenido emocional del lenguaje y, por lo tanto, el lenguaje no verbal. Se aprecia, por ejemplo, cómo un tono de voz bajo, con un ritmo lento y una amplia sonrisa, son capaces de tranquilizar a un paciente, con independencia del contenido que se emita. El contacto físico y visual adquiere más importancia como manera de transmitir emociones, en especial de seguridad y cercanía. En esta fase también es importante llamar siempre al paciente por su nombre o por el apelativo que se use dentro de la familiar, ya que ve así reafirmada su identidad.

DEMENCIA INICIAL O LEVE (FASE I)

1. Tomar la iniciativa e iniciar la comunicación, pero sin forzar si el paciente no lo desea. Pueden utilizarse temas familiares, por ejemplo, de su pasado.

2. Asumir que va a olvidar toda o gran parte de la conversación.

3. Respetar los silencios; el paciente no debe estar siempre hablando.

4. No hacer preguntas complicadas, ni plantear situaciones en las que tenga que elegir entre muchas opciones, sobre todo en temas novedosos.

5. Si el paciente puede leer, utilizar recordatorios como listas sencillas, etcétera. Si no, pueden utilizarse imágenes que representen lo que se que espera de él.

>>

---

6. Cuando se quiera que recuerde algo importante:

   a) Elegir el momento y el lugar apropiado: que el paciente esté sosegado y en un lugar tranquilo, poco ruidoso y con la iluminación adecuada.

   b) Sentarse en su cercanía y conseguir su atención.

   c) Articular y vocalizar con claridad, empleando un tono cálido y alegre.

   d) No taparse la boca al hablar.

   e) Abordar al paciente de frente, manteniendo un buen contacto visual.

   f) Emplear un lenguaje sencillo y simple, pero no infantil.

   g) Evitar frustrar al paciente con preguntas que no pueda comprender.

   h) Transmitir mensajes cortos y repetir el mensaje varias veces.

   i) Comprobar que va entendiendo lo que se le dice.

   j) Mantener un tono verbal y una actitud de calma; no elevar el volumen y no enfadarse porque no lo retenga a la primera o haya que explicarlo varias veces.

   k) Utilizar el sentido del humor para minimizar los fallos.

   l) Hablarle de su propia vida.

DEMENCIA MODERADA (FASE II)

1. Mantener los principios básicos de la etapa anterior, pero extremando el cuidado en la sencillez del lenguaje a emplear:

   a) Utilizar los gestos para reforzar el mensaje verbal, sin caer en contradicciones entre ambos. Por ejemplo, señalar los objetos al nombrarlos.

   b) No emplear palabras con las que tenga dificultades.

   c) Si se quiere saber su opinión, preguntarle de manera que pueda dar una respuesta de «sí» o «no».

   d) Hablarle siempre una persona a la vez y evitar las visitas concurridas.

e) Contarle todo lo que se hace con él, de manera sencilla.

f) Incentivar la comunicación no verbal animándole a señalar objetos y personas.

g) Interpretar su nuevo estilo de comunicación: gestos, palabras nuevas, nuevos significados a palabras usuales, etcétera.

h) No comentar ante el paciente temas que no es conveniente que sepa.

DEMENCIA AVANZADA (FASE III)

1. Hay que mantener la comunicación con el paciente, pese a su aparente falta de respuesta:

   a) Combinar siempre técnicas de comunicación verbal con otras formas de comunicación.

   b) Utilizar el contacto físico como manera de reforzar la comunicación, intentado relajar al paciente, pero observando su respuesta al mismo, porque hay pacientes o situaciones en que se aprecia el efecto contrario. Por ejemplo, coger su mano o su brazo, acariciar su frente, frotar su espalda.

   c) Implicar el mayor número de sentidos posibles a la hora de transmitir un mensaje. Por ejemplo, decirle «vamos a comer» y repetirlo a la vez que se le muestra la cuchara, se deja que la toque, se le da a oler la comida y se pone una pequeña cantidad en la boca para que la pruebe.

   d) Intentar descifrar el significado de todos los mensajes que intenta transmitir el paciente, mediante el gesto, la actitud física, sonidos, etcétera. La observación permite descubrir el sentido de muchos de ellos.

Tabla 14. Comunicación con el paciente con alzhéimer.

Finalmente, en la fase de demencia avanzada, la capacidad de comunicación del paciente se encuentra muy limitada, y más que a través de palabras, se lleva a cabo a través de gestos faciales, expresiones corporales, ademanes o interjecciones. En esta etapa, el contacto físico adquiere un papel fundamental, así como el encuentro con la mirada del paciente. Es objeto de controversia si el paciente llega a «no sentir nada».

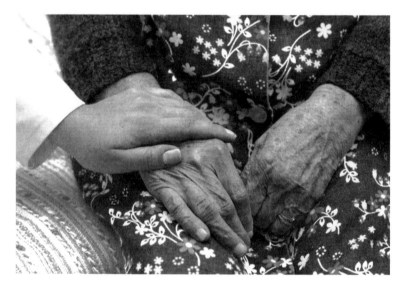

En las fases más avanzadas de la demencia el contacto físico adquiere un papel fundamental como reforzador de la comunicación verbal.

SEGURIDAD

Desde el comienzo de la enfermedad, una preocupación creciente de los familiares es la seguridad del paciente. No cabe duda de que el progreso de la demencia va convirtiendo a la persona que la sufre en un ser vulnerable y frágil.

El tipo de riesgo varía de acuerdo con la fase de la enfermedad. Los riesgos se suelen generar en la realización de actividades en las que el paciente conserva todavía cierta capacidad. Por ejemplo, en las primeras fases se concentran los problemas relativos a la seguridad financiera, ya que el paciente puede tomar decisiones erróneas o ser inducido a ellas con facilidad. Lo mismo ocurre con el permiso de conducir o el permiso de armas.

Más adelante aparecen los problemas relacionados con la orientación —con el riesgo de perderse— o con accidentes domésticos del tipo de dejar el fuego encendido, olvidar cerrar la puerta, manejar mal los electrodomésticos o herramientas, etcétera. Los problemas se trasladan al ámbito del autocuidado, con riesgo de caídas, fugas del domicilio, atragantamiento o ingestión de productos no alimentarios o en mal estado, etcétera.

En todos los casos hay que mantener un equilibrio entre las medidas de protección y la conservación de la autonomía y la capacidad funcional del paciente. En el paciente con alzhéimer la función que no se realiza acaba por olvidarse con rapidez y ya no vuelve. En el lado emocional, la sensación de pérdida se acentúa con cada tarea que se va abandonando y se ve afectada la autoestima del paciente, además de perder oportunidades para realizar actividades placenteras, un mecanismo muy útil para prevenir la depresión.

Por lo tanto, con un exceso de protección podemos acelerar el declive funcional y cognitivo, y empeorar el estado emocional del enfermo. Con frecuencia la sobreprotección tiene más que ver con el temor a la responsabilidad y a la culpa por parte del cuidador que con el bienestar del paciente. No existe ninguna receta para establecer el límite entre seguridad y sobreprotección, a excepción del sentido común, por lo que cada familia debe tomar sus propias decisiones, aunque siempre es preferible correr algunos riesgos antes que constreñir en exceso al paciente. Un buen ejemplo de ello es la adopción de medidas de restricción física, de las que hablaremos más adelante.

CONTACTO SOCIAL

Ya hemos comentado la importancia de mantener el nivel funcional todo el tiempo que sea posible, aunque vaya declinando sin remedio. La herramienta fundamental para ello es la planificación de actividades y lo mismo podemos decir del contacto social.

Una de las consecuencias más graves de cualquier enfermedad es el aislamiento social. Los seres humanos somos seres sociales, y gran parte de nuestro repertorio de capacidades mentales e intelectuales se ha desarrollado y se encuentra al servicio de la relación con los demás. Quizá el ejemplo más claro sea la función de lenguaje simbólico, que nos diferencia del resto de animales de nuestro planeta.

El contacto social es fundamental para nuestro bienestar emocional y ya hemos comentado cómo el paciente con alzhéimer tiende a aislarse, dadas las dificultades para la comunicación que experimenta. Por ello, dentro del conjunto de actividades que puede realizar, debemos buscar un lugar para sus relaciones sociales. Estas deben organizarse de acuerdo con sus preferencias actuales —que no tienen que coincidir necesariamente con las de los cuidadores, ni siquiera con las que mostraba en otros períodos de su vida—, siguiendo las recomendaciones que se recogen en la tabla 15.

1. Deben mantenerse todo el tiempo que sea posible.

2. Deben estar de acuerdo con las preferencias actuales del paciente. No hay que desalentar la relación con otras personas afectadas.

3. Las personas sanas con las que se relacione deben conocer los principios de comunicación con las personas afectadas.

>>

4. Es conveniente situar la relación social en un ambiente tranquilo y conocido:

   a) Hay que evitar las interacciones sociales demasiado estimulantes, ruidosas o complicadas, ya que aumentan la confusión del paciente.

   b) Se debe utilizar el contacto físico para reforzar la comunicación, intentado relajar al paciente, pero observando su respuesta al mismo, porque hay pacientes o situaciones en que se aprecia el efecto contrario.

Tabla 15. Las relaciones sociales del paciente con alzhéimer.

ENTORNO ESTABLE

Hay que intentar conseguir un entorno estable, que a la vez sea tranquilo, seguro, estimulante y agradable. Por supuesto, esta es una pretensión ideal, pero es muy probable que algo se pueda conseguir en este sentido.

Un primer objetivo es la estabilidad. Conforme la enfermedad avanza, el paciente pierde cada vez más la capacidad de adaptarse al medio, por lo que debe irse haciendo cada vez más estable, predecible y rutinario. Poco a poco, hay que ir renunciando a los viajes o a estancias en segundas residencias o en casa de familiares. Por supuesto, la práctica de que la persona afectada pase temporadas en diferentes casas está totalmente desaconsejada, tanto desde el punto de vista del funcionamiento cognitivo del paciente —se incrementa su confusión—, como de su bienestar emocional —se siente desplazado y que constituye una carga.

El establecimiento de hábitos y rutinas es muy importante a la hora de proporcionar al paciente una vivencia de seguridad y control sobre el medio, que su funcionamiento cognitivo cada vez le permite menos. A partir de la fase moderada de demencia, no hay que temer que las rutinas den lugar a hastío o aburrimiento, ya que el paciente recupera la capacidad infantil de sorprenderse y disfrutar muchas veces de la misma cosa.

También es importante que el ambiente sea estimulante, aunque no de forma excesiva. El nivel de estimulación necesaria disminuye conforme avanza la enfermedad, sin embargo, está comprobado que cuando el entorno no proporciona los suficientes estímulos, el paciente incrementa su actividad con la finalidad de proporcionárselos. Por ejemplo, tiende a deambular de forma exploratoria, a hablar solo o a gritar. Por el contrario, cuando los estímulos son excesivos, disminuye la capacidad de atención y se incrementa la desorientación y la irritabilidad.

Hay que procurar que el entorno sea familiar y agradable, pero simplificado, y eliminar todos los elementos que puedan suponer un riesgo, tales como alfombras, objetos frágiles, etcétera. Si ello supone una pérdida de familiaridad, puede compensarse con otros elementos que no comporten riesgo: fotografías, muebles o el empleo de música.

Como puede deducirse de los puntos anteriores, es fundamental realizar una planificación de actividades que consiga de forma armónica la satisfacción de las necesidades del paciente. A este punto tan importante le dedicaremos el capítulo siguiente. Finalmente, siempre debemos tener en cuenta las necesidades de los cuidadores. También nos detendremos más adelante en este tema de forma especial. Por ahora, baste señalar que tenemos que pensar en el paciente y en sus cuidadores como un todo, de manera que para conseguir el bienestar del uno, tenemos que preocuparnos también del de los otros.

∿ PUNTOS CLAVE

- Los cambios observados en el paciente son debidos a una enfermedad y, por tanto, hay que aceptar sus limitaciones.

- El cariño y el respeto son básicos para la convivencia con el paciente.

- Hay que adaptar la comunicación al nivel de funcionamiento intelectual del paciente.

- La seguridad es una preocupación permanente, pero es importante guardar un equilibrio entre autonomía y protección.

- Hay que mantener el nivel funcional y el contacto social todo el tiempo que sea posible.

- El paciente se beneficia de un entorno estable, tranquilo, estimulante y agradable.

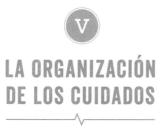

LA ORGANIZACIÓN DE LOS CUIDADOS

La organización y planificación de los cuidados debe tener por objetivo satisfacer las necesidades de la persona afectada, teniendo en cuenta su creciente incapacidad para organizarse por sí misma. Por lo tanto, no se trata de imponer una serie de actividades o rutinas, sino de irlas introduciendo según el paciente las va precisando, y siempre respetando sus gustos y deseos en la medida de lo posible.

Construir una planificación de actividades puede ser una tarea que requiera cierta complejidad, de manera que en ocasiones puede ser necesaria ayuda profesional para realizarla. Para ello, los familiares deberán dirigirse a los servicios sanitarios y/o sociales, según la organización asistencial que funcione en el lugar en que resida el paciente.

La planificación de actividades tiene que ser flexible, es decir, hay que irla adaptando a las necesidades cambiantes del paciente, y también a situaciones imprevistas que puedan presentarse. A la vez, hay que ser consecuente e intentar mantener con firmeza las actividades y los horarios una vez hayamos decidido qué es lo más acertado: de nada sirve la planificación si no la cumplimos.

La idea principal consiste en no cambiar el estilo de vida del paciente, sino en irlo simplificando, y en ir introduciendo las ayudas oportunas cuando vaya siendo necesario, pero no antes, de manera que mantengamos la autonomía del paciente todo el tiempo que sea posible (véase tabla 16).

---

1. Debe ser flexible para adaptarse a la evolución del paciente, pero hay que aplicar los cambios con firmeza y coherencia.

2. Hay que mantener la autonomía el máximo de tiempo posible: no dar ayuda si no es necesario, respetando el ritmo del paciente y gratificándolo.

3. Hay que respetar mientras sea posible sus gustos y preferencias.

4. Hay que basarse en el estilo de vida previo del paciente —sus hábitos y rutinas—, pero simplificándolo cada vez más.

5. Se deben permitir tiempos generosos para cada actividad o tarea.

6. Las personas que le ayudan en cada tarea deben ser siempre las mismas.

7. El entorno de cada tarea debería ser siempre el mismo.

8. La planificación debe incluir las tareas diarias, semanales y mensuales, y plasmarse en un horario.

Tabla 16. La organización de cuidados y actividades en el alzhéimer.

Las actividades deben programarse con tiempos generosos, adaptados al ritmo del paciente. Es más importante que este consiga realizar por sí mismo una tarea, aunque le lleve mucho tiempo, que el hecho de que la termine rápidamente con ayuda. Para el mejor cumplimiento de las actividades, es importante que se realicen siempre en el mismo entorno y con la supervisión de las mismas personas. Todo ello contribuye a mejorar el rendimiento. La planificación debe incluir las tareas a realizar cada día, semana y mes, plasmadas en un horario. Asimismo, se deben considerar las actividades con un ciclo superior a un mes, como las visitas al médico, al odontólogo, al podólogo, a los servicios sociales, etcétera. La tabla 17 recoge un ejemplo de plan de cuidados diario.

Podemos dividir la planificación de cuidados en dos grandes grupos de actividades: por un lado, las relacionadas con las actividades de la vida diaria, y por otro, las que tienen que ver con la ocupación. Existen otras necesidades de cuidados especiales —por ejemplo, en caso de úlceras por presión y otros cuidados de enfermería— que requieren la intervención de profesionales especializados.

ACTIVIDADES DE LA VIDA DIARIA

La higiene

Mantener la higiene es una tarea más compleja de lo que pueda parecer a primera vista. Con frecuencia el descuido en este punto es uno de los primeros síntomas de la enfermedad, en especial en personas que viven solas. En la fase I de demencia basta con una supervisión o ayudas muy específicas —por ejemplo, cuidados de las uñas, etcétera—, pero poco después comienza la necesidad de una ayuda más directa.

08:00-08:30 h. Despertar.

08:30-10:00 h. Levantarse y aseo personal.

10:00-10:30 h. Desayuno.

10:30-13:30 h. Integración en la vida cotidiana: tareas de casa sencillas, ejercicio/paseo, periódico, atención sanitaria o social, etcétera. Hacer al menos tres descansos entre actividades.

13:30-14:30 h. Comida.

14:30-17:00 h. Reposo. Por ejemplo, siesta, escuchar música o la radio, o mirar la televisión, según la costumbre.

17:00-18:00 h. Incorporar a la actividad y merienda.

>>

18:00-21:00 h. Integración en la vida cotidiana. Hacer énfasis en aspectos placenteros: visitas, rememoración de la vida, actividades religiosas, paseo, etcétera.

21:00-22:00 h. Cena.

22:00-23:00 h. Reposo, aseo parcial y acostarse.

23:00-08:00 h. Descanso nocturno.

Tabla 17. Ejemplo de plan diario de cuidados (fases II y III).

La ducha

Es preferible al baño, que tiene más riesgo de caídas. Con frecuencia hay que realizar adaptaciones en el cuarto de baño, para mayor comodidad y seguridad, por ejemplo, eliminar la bañera, ampliar el espacio para la ducha, colocar asideros, mejorar la superficie para hacerla antideslizante, etcétera.

La ducha implica una serie encadenada de tareas complejas, como desnudarse y vestirse, entrar y salir de la ducha, manejar los mandos del agua, o lavar todas las zonas empleando el producto adecuado. El paciente tiende a rehuir estas situaciones complicadas, lo que, unido a la falta de recuerdo de la última vez que lo hizo o el rechazo a la pérdida de intimidad, la convierte en una actividad difícil de realizar en ocasiones (véase tabla 18). En fases avanzadas puede realizarse en la cama, empleando el material adecuado, por ejemplo, utilizar guantes de látex si se va a estar en contacto con heces o fluidos corporales.

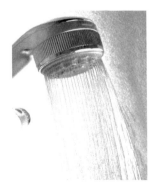

La ducha es preferible al baño, que tiene más riesgo de caídas.

1. Aspectos generales:

   a) Respetar las costumbres en cuanto a la frecuencia, pero manteniendo la higiene.

   b) Tener cuidado con las sustancias empleadas para el baño o la higiene, ya que el paciente podría ingerirlas.

   c) Realizar la higiene de forma rutinaria en cuanto a hora, lugar y cuidador implicado.

   d) No apresurarse; realizar los preparativos previos antes de entrar con el paciente.

   e) Indicar siempre lo que se va a hacer, con frases sencillas.

2. Ducha:

   a) La ducha es preferible al baño. Puede hacerse de pie o sentado.

   b) No forzar si el paciente se resiste; esperar a otro momento.

   c) Preservar la intimidad del paciente sin dejarlo solo.

   d) Desnudarle y vestirle prenda a prenda, intentando que colabore o lo haga solo.

   e) Si le asusta el teléfono, usar un recipiente al modo tradicional.

3. Higiene bucal:

   a) Realizarla al menos una vez al día.

   b) Explicarle cómo hacerlo, verbalmente y con gestos.

   c) Vigilar las prótesis, ya que tienden a perderse.

4. Afeitado:

   a) Es preferible la maquinilla eléctrica.

   b) Asegurarse de que tenga la prótesis puesta.

   c) Hacerlo sentado.

>>

5. Cabello:

   a) Es preferible llevar el pelo corto y en un estilo fácil de cuidar.

   b) Hacer el lavado aparte de la ducha, ya que puede generar nerviosismo.

   c) Prescindir del secador porque puede asustar.

   d) Llevarle regularmente a la peluquería.

Tabla 18. La higiene en el paciente con demencia (fases II y III).

Higiene genital. Incontinencia

La incontinencia es un problema que suele aparecer al final de la fase moderada de la enfermedad y, en ocasiones, genera muchas dificultades a los cuidadores. Como ocurre con la ducha, el control de esfínteres es una tarea compleja, que implica vestirse y desvestirse, identificar de forma correcta las vasijas, limpiarse, reconocer la sensación que precede a la evacuación, etcétera.

Para retrasarla lo máximo posible, y manejarla como es debido cuando se presenta, es importante que ya en las fases previas de la enfermedad el paciente adquiera el hábito de ir regularmente al baño, una vez al día para defecar y cada tres horas para eliminar la orina, siempre a las mismas horas y a ser posible en el mismo baño. Cuando se le acompaña, hay que explicarle lo que se va a hacer. Una vez en el baño y dispuesto, puede dejársele solo, pero sin cerrar la puerta. En la tabla 19 se recogen algunas indicaciones que pueden ser de ayuda. Es importante no reprender al paciente cuando ha tenido un episodio de incontinencia.

1. Utilizar una rutina para ir al servicio, siempre a las mismas horas y en el mismo baño.

2. Facilitar el acceso e indicar bien el baño: poner un cartel en la puerta e iluminar la puerta y/o el camino que conduce a ella.

3. No permitir que el paciente se encierre.

4. Emplear prendas cómodas y fáciles de quitar y poner. Por ejemplo, utilizar velcro en lugar de cremalleras.

5. Disminuir la ingesta de líquidos por la noche.

6. Tener un orinal o una cuña cerca de la cama puede ser útil.

7. Controlar la alimentación para facilitar un ritmo intestinal adecuado.

8. Si la incontinencia persiste, se pueden utilizar pañales especiales, pero teniendo en cuenta que el paciente con alzhéimer se puede escocer o ulcerar.

9. Tras un episodio de incontinencia, no reñir nunca al paciente y proceder a la higiene genital. Si no tolera el bidé, se puede hacer con esponja en un recipiente.

10. En todos los casos, realizar la higiene genital dos veces al día, mañana y noche.

Tabla 19. Higiene genital. Incontinencia.

El vestido

Vestirse es una tarea que comporta otras, como elegir las prendas, planificar el proceso de ponérselas en el orden adecuado y manipularlas de forma correcta. Todo ello presupone la integridad de unas funciones cerebrales que están afectadas en el alzhéimer. Esto provoca que la persona afectada se olvide a menudo de cómo debe vestirse y no entienda la necesidad de cambiarse de ropa. A veces aparece en público con ropas no adecuadas o mal puestas. A la hora de realizar esta actividad, al igual que con la ducha, es fácil encontrarse con el rechazo del paciente. La primera medida sería simplificar al máximo la tarea —véase tabla 20—, aunque en casos extremos conviene desistir y hacerla en otro momento, cuando el paciente esté más tranquilo.

1. Simplificar el armario, ordenándolo siempre de la misma manera y ofreciendo pocas opciones. Por ejemplo, solo ropa de la temporada y solo dos opciones y que combinen bien. Guardar aparte los complementos.

2. Evitar ropas con cierres complicados.

3. Utilizar calzado cómodo con suela antideslizante.

4. Si el paciente precisa supervisión, entregarle la ropa en el orden en que debe ponérsela y darle las indicaciones que sean necesarias.

5. Si se desnuda repetidamente y no tiene incontinencia, usar ropa difícil de quitar. Por ejemplo, con tirantes o abotonada por detrás.

6. Si hay que vestirle, recordar que la parte superior es más fácil de poner. Puede ponérsele la parte inferior en la cama y la parte superior sentado.

7. No forzarle en caso de gran oposición; distraerle e intentarlo más tarde.

Tabla 20. El vestido en el paciente con demencia.

La alimentación

La comida puede ser otra situación complicada. A partir de la fase de demencia moderada, el paciente puede olvidarse de utilizar los cubiertos y de cuándo ha comido por última vez. En las fases más avanzadas deberá ser alimentado por otra persona, y pueden aparecer problemas con la deglución y la masticación. Por otra parte, la comida puede ser también un momento de gran satisfacción para el paciente y constituir un elemento muy importante para el ritmo de vida diario, la comunicación y la interacción social.

En un primer momento, si el paciente todavía vive solo, puede ser necesario supervisar las compras de comida y el almacenamiento correcto, elegir platos de fácil preparación e incluso recordarle la hora de las comidas. Más adelante, cuando ya necesite vivir acompañado, conviene que participe en el proceso de preparación con tareas sencillas y que ayude a poner la mesa.

Si aparece de repente una negativa a comer, conviene investigar si hay algún problema subyacente, como problemas dentales, enfermedades generales o depresión. Si es posible, conviene mantener los hábitos sociales del paciente en relación con la comida: salir al campo a comer los domingos, ir a un restaurante en celebraciones, etcétera.

Algunos pacientes tienden a atragantarse con facilidad, especialmente en las fases más avanzadas. Hay que evitar que coma con la cabeza inclinada hacia delante y hay que aumentar la densidad de los líquidos con espesantes y gelatinas, previa consulta al médico. Para facilitar la deglución, hay que evitar mezclar en el mismo plato distintas texturas; por ejemplo, líquidos y sólidos. La masticación debe ser adecuada. Los trozos pequeños se mastican mejor. Puede modificarse la preparación de ciertos alimentos —por ejemplo, carne picada o triturada— para facilitar la masticación y evitar directamente algunos (naranjas, etcétera). Los alimentos con alto contenido líquido pero espesos, como flanes, yogures o purés, son los más fáciles de tragar.

En ocasiones el paciente se olvida de que ha comido y pide con frecuencia volver a comer. Si no puede convencerle de lo contrario, dele una pequeña cantidad de comida. Si es un problema habitual, aumente el número de comidas y disminuya las cantidades en cada una de ellas. Hay pacientes que manifiestan una gran voracidad, llegando incluso a ingerir sustancias no comestibles. En estos casos hay que impedir el acceso a los alimentos y retirar las sustancias peligrosas.

Por el contrario, a veces el paciente se resiste a comer. Escupe la comida, se levanta, tira los cubiertos, etcétera. Es aconsejable no forzarle, dejar que se levante e intentarlo más tarde. Si la conducta es permanente, con riesgo de desnutrición, consulte con su médico. En la tabla 21 se recogen otras recomendaciones para facilitar la alimentación.

1. Establecer rutinas en cuanto a horario y entorno de las comidas.

2. Evitar las distracciones: radio, televisión, música o demasiada gente. No apresurarle.

3. Elegir alimentos que le hayan gustado, sin dar elecciones. La dieta debe ser variada y rica en fibra, por la tendencia al estreñimiento. No le prive de su comida favorita, al menos ocasionalmente, aunque no sea demasiado sana.

4. Procurar que beba mucho líquido, al menos dos litros al día, e incluso más si hace calor o suda en exceso (procesos febriles).

5. Usar una vajilla resistente, de color distinto al mantel, y hules de plástico. Existe material específico para facilitar la tarea: platos térmicos con bordes altos, cubiertos engrosados o con asas, platos y manteles antideslizantes, etcétera.

6. Poner en la mesa solo uno de los platos cada vez. Si se come de «picoteo», ponerle en su plato lo que va a comer.

7. Si hay que alimentarle, seguir las mismas pautas. Antes de comenzar a darle, intentar que coja él mismo el cubierto y guiarlo a la boca.

Tabla 21. La alimentación en el paciente con demencia (fases II y III).

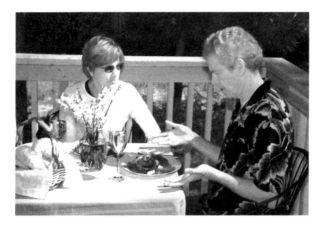

A veces el paciente se resiste a comer y es conveniente investigar si hay algún problema subyacente.

Las ocupaciones

Para un funcionamiento normal, el ser humano precisa fases de actividad y descanso, y el paciente con alzhéimer no es una excepción, o al menos no lo es hasta las fases muy avanzadas de demencia. Dadas sus limitaciones, tenemos que ayudarle cada vez más a preparar y emprender sus actividades, de forma adecuada a cada fase. Si no lo hacemos, el paciente puede tender a estar activo por su cuenta, lo que resulta en una serie de alteraciones del comportamiento difíciles de corregir, como deambulación sin sentido, demanda constante del cuidador o vociferación.

Por otra parte, las actividades constituyen una de las mejores maneras de conservar durante el mayor tiempo posible las capacidades cognitivas del paciente y de ayudarlo a él y a sus cuidadores. Para establecer el programa de actividades, hay que tener en cuenta una serie de principios, que se recogen en la tabla 22. Uno de los más importantes es que hay que basarse en las habilidades que el paciente mantiene y olvidarnos de las que ha perdido o de habilidades nuevas: la capacidad de nuevo aprendizaje es muy limitada y, si forzamos la situación, el resultado puede ser negativo.

1. Centrarse en las tareas y habilidades que el paciente mantiene, según sus aficiones y vida laboral, y que le producen satisfacción. No intentar nuevos aprendizajes.

2. Realizar una programación cómoda, sin horarios apretados.

3. Incluir actividades variadas: ejercicio físico e intelectual y actividades domésticas, lúdicas y recreativas.

4. Programar las actividades más exigentes por la mañana y las más relajadas por la tarde, cuando disminuye la capacidad de concentración del paciente.

5. Ser tenaz a la hora de cumplir la programación, pero sin forzar. Si hay resistencia, esperar e intentar de nuevo, o cambiar de actividad.

6. Hacer énfasis en la participación y no en el resultado de las actividades.

7. Contemplar siempre la seguridad en todas las tareas que realice.

8. Valorar las siguientes sugerencias de actividades:

   a) Fases iniciales

   I) Actividades de lectura, escritura, cálculo, crucigramas o sopa de letras, sin complicaciones y con supervisión. Vigilar que no aumente el nerviosismo ante la dificultad.

   II) Juegos tradicionales, como cartas, dominó, parchís, bingo, etcétera, sobre todo si el paciente tenía el hábito de participar en ellos.

   III) Tareas domésticas, como pasar el polvo, barrer, secar cubiertos, poner la mesa, ayudar en la cocina, etcétera.

   IV) Leer el periódico, mirar la televisión (por ejemplo, las noticias) y repasar la actividad, intentando retener los acontecimientos y la fecha.

   V) Conversar y rememorar juntos momentos pasados, por ejemplo, con ayuda de fotos o de música.

>>

VI) Hacer ejercicio físico, por ejemplo, pasear, hacer una tabla sencilla de gimnasia o bien un deporte que haya practicado. Hacerlo de forma simplificada y evitando siempre el cansancio y el dolor.

VII) Salir a tomar algo, visitar a un familiar o amigo, ir al cine o al teatro, o hacer otras cosas en compañía.

b) Fases avanzadas

I) Actividades sencillas y repetitivas, como pasar un paño por la mesa, meter objetos en un recipiente, hacer ovillos o enrollar vendas. Prestar atención a la seguridad.

II) Estimulación multisensorial con distintos objetos (táctil, auditiva, visual, gustativa).

III) Mantener el ejercicio físico, en la medida que sea posible.

Tabla 22. Las ocupaciones en el paciente con demencia.

Asimismo, conviene que contemos con la opinión del paciente, que de una u otra manera nos hará saber su agrado o desaprobación de la actividad. Conviene que incluyamos en la programación actividades físicas, domésticas, intelectuales y otras de carácter más lúdico o recreativo. Y como siempre, la rutina y la insistencia son fundamentales para que acabe aceptando el programa de actividades.

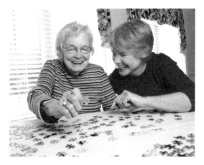

Las actividades constituyen una de las mejores maneras de conservar durante el mayor tiempo posible las capacidades cognitivas del paciente.

∿ PUNTOS CLAVE

- La planificación de actividades debe incluir las tareas a realizar cada día, cada semana y cada mes, plasmadas en un horario. Las actividades deben programarse con tiempos generosos, adaptados al ritmo del paciente.

- La ducha es preferible al baño, que tiene más riesgo de caídas.

- Para retrasar lo máximo posible la incontinencia y saber manejarla cuando se presenta, es importante que en las fases previas de la enfermedad el paciente adquiera el hábito de ir regularmente al baño.

- Hay que simplificar al máximo la tarea de vestirse.

- En las fases más avanzadas pueden aparecer problemas con la deglución y la masticación, y otra persona deberá encargarse de darle la comida.

- Puede modificarse la preparación de ciertos alimentos (por ejemplo, carne picada o triturada) para facilitar la masticación, y evitar otros (naranjas, uvas enteras, etcétera).

- Mantener al paciente ocupado constituye una de las mejores maneras de conservar durante el mayor tiempo posible sus capacidades cognitivas y de ayudarlo a él y a sus cuidadores.

LOS SÍNTOMAS PSIQUIÁTRICOS Y DEL COMPORTAMIENTO

Ya nos hemos referido a la importancia de los síntomas psiquiátricos y del comportamiento en el alzhéimer, tanto por su frecuencia como por la repercusión que tienen sobre la calidad de vida del paciente y de sus cuidadores. De hecho, en la práctica habitual, este tipo de síntoma es el que confiere gravedad a la enfermedad y el que determina con más frecuencia el ingreso en centros hospitalarios y residencias, o las intervenciones de urgencia.

Se trata de síntomas que en ocasiones son muy alarmantes y sin sentido aparente. Sin embargo, es muy importante que el cuidador los comprenda correctamente, ya que de ello va a depender que puedan prevenirse o que se manejen de forma adecuada. Un principio básico es que los síntomas psiquiátricos son una consecuencia de la enfermedad. Esto parece una obviedad, pero en el trato habitual con el paciente lo olvidamos.

La enfermedad no es un proceso en blanco o negro, sino que presenta muchos aspectos entremezclados. En ocasiones nos parece que el paciente está bastante bien, y que está comprendiendo la situación. En otras, podemos ver que determinadas conductas anómalas o similares ya se habían presentado cuando el paciente estaba bien. Todo ello nos lleva a pensar que el paciente puede ser más dueño de su comportamiento de lo que parece, y de ahí a intentar convencerle de lo inadecuado de sus actos o incluso a discutir con él, solo hay un paso. Y las discusiones deben evitarse a toda costa, ya que producen un gran malestar emocional tanto en el paciente como en el familiar, y casi nunca consiguen cambiar los comportamientos, sino que más bien los empeoran.

Un segundo principio importante es que los síntomas psiquiátricos representan muchas veces una manera de expresar deseos y necesidades, o bien de intentar mantener el control de su entorno a través de las capacidades que mantiene. Reflejan una respuesta a algo negativo, frustrante o amenazador que ocurre a su alrededor, o que el paciente interpreta de esa manera. Por lo tanto, debemos intentar buscar el significado que se esconde tras los comportamientos, y para ello la clave nos la darán las emociones que el paciente nos manifieste.

Una vez hayamos descubierto el significado de los comportamientos alterados del paciente, podremos tomar medidas para prevenirlos o combatirlos. La primera pregunta que debemos hacernos es si existe alguna causa para que el paciente se sienta incómodo físicamente, es decir, si tiene molestias de algún tipo, dolor o discapacidad. Para descubrir la fuente de malestar nos viene muy bien el conocimiento del paciente, su historia previa, qué cosas le gustaban o disgustaban, qué enfermedades padece y los medicamentos que toma. También es efectivo huir del pensamiento estereotipado de un adulto sano y pensar en cosas que se salgan de lo corriente.

En una ocasión, un paciente con alzhéimer que acudía a un centro de día comenzó a presentar episodios de agitación y agresividad con un patrón muy curioso. Los episodios se repetían cada diez días. De repente empezaba a estar mal, y tras cuatro o cinco días de empeorar, mejoraba de repente: a veces llegaba muy mal al centro y se iba tranquilo unas horas más tarde. Luego pasaba bien unos días y el ciclo empezaba de nuevo. Finalmente nos dimos cuenta de que la clave estaba en el estreñimiento que sufría el paciente. Cuando empezaba a sentirse incómodo, crecía su inquietud y agresividad, que cedían bruscamente cuando conseguía hacer deposición. Todo el cuadro cedió realizando una intervención para atajar el estreñimiento.

Otras veces la fuente de incomodidad radica en el ambiente, por ejemplo, entornos inseguros o impredecibles, con demasiada estimulación —ruidos, luces, presencia de personas, conversaciones, etcétera— o con demasiado poca. Debe existir un equilibrio entre las demandas del entorno y las capacidades del paciente.

Las molestias pueden no ser físicas, sino emocionales. El paciente puede sentirse deprimido, ansioso o irritable. Hay ocasiones en que estos síntomas aparecen sin desencadenantes, pero con mucha frecuencia podemos llegar a encontrarlos. Los pacientes con alzhéimer son muy sensibles a los cambios que se producen en su entorno, muchas veces cambios que una persona sana toleraría sin mayores dificultades, por ejemplo, cambios en las rutinas, en los horarios, en las dietas, en los cuidadores, etcétera. Cualquiera de ellos puede hacer que se sienta confundido, inseguro o amenazado, y que actúe en consecuencia. Por lo tanto, conviene también pensar en las circunstancias que desencadenan o alivian los síntomas para orientar las modificaciones que puedan hacerse en el entorno.

También hay que pensar que, con frecuencia, los factores causantes de los síntomas psiquiátricos son múltiples. Por ejemplo, un paciente puede experimentar dolor por una enfermedad física, como una artrosis, y eso causarle una irritabilidad que lleve a que los demás tiendan a evitarle, y el aislamiento constituir un factor para la aparición de un cuadro depresivo.

Finalmente, otro principio básico es que la manera en que respondamos a la presencia de estos síntomas es decisiva a la hora de que estos vayan perdiendo fuerza o se mantengan en un nivel tolerable, o bien todo lo contrario. La tranquilidad, la serenidad y el dominio personal son fundamentales a la hora de enfrentarnos a estos síntomas. No hay que olvidar que el paciente con alzhéimer conserva hasta una fase muy avanzada de la enfermedad la capacidad de detectar el tono emocional con que nos dirigimos a él a través del lenguaje no verbal —gestos, posturas, actitudes— y de la modulación de nuestras palabras.

El paciente puede no comprender nada de lo que le decimos, pero sí percibir que lo estamos riñendo, reprochando o manifestando disgusto. Y su respuesta va a depender de cómo interprete nuestra conducta. Si se siente amenazado, puede responder con agresividad, con ansiedad o intentar huir. Si siente que le estamos reprochando, puede entristecerse. Si se siente abandonado, puede gritar para llamar nuestra atención. Por eso es tan importante controlar nuestras emociones, a la vez que observamos las que manifiesta el paciente. Ellas nos dan la clave de cómo modular nuestra respuesta.

Ante una conducta inadecuada del paciente, nuestra forma de responder debe seguir, en general, los siguientes pasos. Primero, aproximarnos al paciente manifestando calma con nuestra actitud corporal y nuestra voz, manteniendo contacto visual y buscando sus ojos con los nuestros. Hay que dirigirse a él por su nombre e intentar que nos explique qué le pasa, atendiendo a su vez a las emociones que nos manifiesta, para luego darle a entender que comprendemos por qué se siente de esta manera. Una vez que hayamos conectado emocionalmente con él, es mucho más fácil proponerle una actividad agradable como alternativa a la inadecuada que estaba realizando.

Citaré otro ejemplo que tuvo lugar en el centro de día. A la hora de salir, por la tarde, todos los pacientes comenzaban a ponerse nerviosos, como los niños cuando sienten que el horario de colegio está terminando. Se apresuraban a ponerse sus prendas de abrigo y tendían a arremolinarse en la puerta. Los que iban quedando para el final, porque su cuidador se retrasaba, se iban poniendo más y más nerviosos. En vez de intentar explicarles el motivo del retraso, era mucho más efectivo sintonizar con su sentimiento de abandono, para luego proponerles una actividad agradable: por ejemplo, una pequeña merienda o un paseo. De esta manera, la espera se hacía mucho más rápida y llevadera.

Si conocemos bien al paciente, podemos tener en reserva un repertorio de actividades «comodín», que pondremos en práctica cuando sea oportuno. En este caso, la pérdida de memoria trabaja a nuestro favor, porque podemos proponer la misma actividad cuantas veces sea necesario: es probable que el paciente ya se ha olvidado de que la acaba de realizar. Como vemos, la comunicación adecuada con el paciente es fundamental para el manejo de los trastornos del comportamiento.

A continuación describiremos posibles formas de respuesta adecuada ante trastornos específicos, aunque debemos recabar siempre el consejo de un médico. Existen tratamientos farmacológicos específicos para muchos de estos trastornos.

ANSIEDAD

La ansiedad puede tener manifestaciones psicológicas —miedo, preocupación excesiva, irritabilidad, etcétera—, somáticas —sudoración, palpitaciones, opresión torácica, nerviosismo, etcétera— o del comportamiento —inquietud, agresividad o conductas de evitación—. Son muy característicos del alzhéimer el miedo a quedarse solo o a ser abandonado, así como a determinadas situaciones, como el baño o los desplazamientos. En ocasiones el paciente puede desarrollar una respuesta desproporcionada de rabia y enfado con un gran componente de ansiedad ante desencadenantes mínimos —por ejemplo, si se le enfrenta a una tarea que le desborda— que se denomina «reacción catastrófica».

Actuación

- Analizar los desencadenantes y hacer las correspondientes modificaciones para que no ocurran.
- Evitar sustancias excitantes, estimulantes o alcohol.

- Reducir el nivel de estimulación ambiental.

- Buscar el contacto visual, llamarle por su nombre e intentar tranquilizarle verbalmente, apoyándonos también en un contacto físico gentil y asegurador.

- Cambiar de actividad o de ambiente, manteniendo el contacto físico mientras lo hacemos. Intentar desviar su atención hacia una actividad más tranquila y reconfortante.

- No intentar razonar, ni manifestar enfado o inseguridad.

PSICOSIS

Entre los diferentes tipos de psicosis encontramos los delirios, las alucinaciones y los errores de identificación. Los delirios son ideas falsas sobre las que el paciente desarrolla una gran convicción. Son típicos los delirios de robo, celos o infidelidad, persecución, abandono o de estar en un lugar desconocido cuando está en un lugar muy familiar (por ejemplo, su casa). Normalmente, el paciente olvida dónde ha guardado algo y cree que se lo han robado, culpando sobre todo a las personas más cercanas.

Las alucinaciones son alteraciones de la percepción, de manera que el paciente puede oír, ver o sentir cosas que no están ocurriendo en realidad. Es frecuente, por ejemplo, que el paciente vea a personas, conocidas o no, que están en su casa. A veces se trata de alguien fallecido hace mucho tiempo. Los errores de identificación tienen varias modalidades: confusión entre personas conocidas (por ejemplo, sus hijos son sus hermanos, el esposo es un progenitor, etcétera), reconocimientos falsos de extraños, error en la identificación de la propia imagen en el espejo o error en el reconocimiento de imágenes (por ejemplo, el paciente habla con las imágenes de la televisión).

Es característico de los fenómenos psicóticos que el paciente esté convencido de que son ciertos y, por lo tanto, sus reacciones y emociones pueden estar en consonancia con sus convicciones. Por ejemplo, puede ser que se enfade y se muestre agresivo contra la persona que cree que le roba. Los síntomas psicóticos son un motivo muy frecuente de consulta al médico y existen tratamientos específicos para este tipo de síntomas.

Actuación

- Informar a las personas cercanas al paciente de la naturaleza de estos fenómenos, de manera que nadie se sienta aludido ante ninguna acusación, error en la identificación, etcétera, y las reacciones ante estos fenómenos sean de naturalidad y tranquilidad.

- Nunca dar la razón, ni quitarla, a las convicciones o percepciones falsas del paciente. No intentar razonar con él, ni mucho menos discutir. Hay que intentar eludir el tema, desviar la atención y centrar la conversación en temas reales que sean de su agrado.

- No dejar solo al paciente si está experimentando fenómenos psicóticos intensos o generadores de angustia, ya que puede reaccionar de acuerdo con ellos. Por el contrario, no preocuparse en exceso si los fenómenos no generan temor o agresividad; a veces incluso pueden ser placenteros.

- Evitar desencadenantes, por ejemplo, identificar mediante rótulos los objetos que se pueden perder, limitar los lugares donde pueda esconderlos, evitar los encuentros con personas que identifica con otras que le causan miedo, evitar hablar en voz baja o a escondidas, etcétera.

TRASTORNOS DEL SUEÑO

Son trastornos muy frecuentes, que afectan a casi la mitad de los pacientes en algún momento a lo largo del curso de la enfermedad. Es frecuente el insomnio, que puede acompañarse de agitación o de presencia de síntomas psicóticos. A veces el paciente no concilia el sueño hasta entrada la madrugada y luego duerme durante el día, trastornando el ritmo de vida de toda la familia y, sobre todo, del cuidador principal. Por eso su repercusión sobre la sobrecarga y la fatiga del cuidador puede ser muy alta.

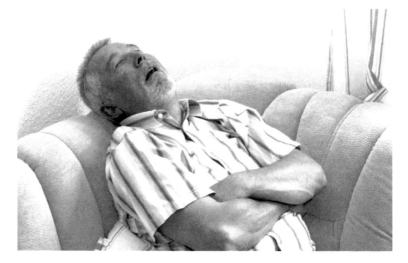

Los trastornos del sueño son muy frecuentes
y afectan a casi la mitad de los pacientes.

En la tabla 23 se recogen algunas medidas para mejorar el sueño en el alzhéimer que deben emplearse siempre de forma previa a la aplicación de tratamientos farmacológicos.

DEPRESIÓN

Ya se ha comentado que el alzhéimer ocasiona con frecuencia síntomas depresivos. Cuando esos síntomas tienen la intensidad y la duración suficientes, se considera que el paciente tiene una depresión. A menudo, no solo apreciamos la tristeza o la tendencia al llanto, sino una disminución brusca del nivel funcional del paciente, un aumento de la ansiedad y el insomnio, y una pérdida del apetito. El paciente pierde el interés por actividades placenteras, tiende a aislarse o se cansa con facilidad. También aumentan las quejas somáticas y predominan las ideas tristes o la culpabilidad. La depresión del paciente con alzhéimer repercute en gran medida en los cuidadores, cuya mayor recompensa es ver al paciente alegre y disfrutando de lo que la vida puede ofrecerle.

- Evitar la actividad física a última hora del día.
- Limitar las horas de sueño durante el día. Siesta de 40 minutos de duración, como máximo.
- Evitar las bebidas estimulantes, sobre todo, a partir del mediodía. Por ejemplo, café, té, etcétera.
- Evitar cenas copiosas y a horas tardías.
- Usar ropa cómoda y dormir en una cama confortable.
- Seguir un horario fijo de acostarse.
- Mantener una luz leve en la habitación.
- Favorecer la exposición al sol a lo largo del día.
- Evitar fármacos que puedan alterar el sueño. Por ejemplo, diuréticos en dosis nocturnas.
- Evitar fármacos que puedan alterar el sueño.
- Tomar leche caliente o una infusión adecuada antes de ir a la cama.
- Instaurar tratamiento farmacológico cuando las medidas anteriores no sean efectivas o exista «sobrecarga» en la familia.

Tabla 23. Medidas para mejorar el sueño en el alzhéimer.

Las causas de la depresión en el alzhéimer son complejas, y se requiere una intervención profesional para valorarlas y actuar de la forma adecuada. El papel de los cuidadores es muy importante, tanto a la hora de detectar los síntomas de la depresión como en el tratamiento.

Actuación

- Intentar identificar los desencadenantes de la respuesta depresiva (por ejemplo, cambio de cuidador o de domicilio).

- Asegurar el buen estado de salud física del paciente; con frecuencia el desencadenante es un problema somático (por ejemplo, dolor crónico).

- Revisar el plan de cuidados, haciendo énfasis en las actividades con mayor potencial de satisfacción para el paciente (por ejemplo, actividades lúdicas) y reduciendo por un tiempo las que resulten más costosas y exigentes. Mantener en cualquier caso el ejercicio físico y la alimentación apetitosa.

- Mejorar la vivencia de valía personal mediante la gratificación y la aprobación.

- Reforzar el acompañamiento del paciente, evitando los sentimientos de soledad y abandono.

- No transmitirle la sobrecarga o la frustración producidas por su estado.

- Evitar la estimulación excesiva y procurar un entorno tranquilo y acogedor.

- Tener paciencia y mantener los cuidados, ya que los síntomas depresivos no se instauran ni desaparecen bruscamente.

CONDUCTA SEXUAL INAPROPIADA

La repercusión más habitual del alzhéimer sobre la sexualidad es la disminución o el cese de la actividad sexual. No obstante, en algunos pacientes, sobre todo en hombres, se aprecia un incremento de la actividad sexual, que puede resultar inadecuada. Por ejemplo, la demanda excesiva de relaciones sexuales sobre el cónyuge, el exhibicionismo, las indiscreciones sexuales o la masturbación repetida.

Actuación

- Reaccionar con naturalidad, emprendiendo la respuesta oportuna sin reprender ni castigar al paciente.

- Ante conductas exhibicionistas, ayudarle a vestirse y/o conducirle a un sitio privado. Puede ser de ayuda el uso de ropa difícil de quitar. Si se produce una masturbación en público, evitar un enfrentamiento y llevarle a un lugar privado, iniciando una actividad que le distraiga.

DEAMBULACIÓN INADECUADA

Este comportamiento genera una gran preocupación entre los cuidadores, en especial si se produce en el domicilio o en lugares con espacio reducido. Puede adoptar varias formas: caminar sin rumbo fijo, seguimiento de los familiares, intentos de escapar de casa, fijación por lugares peligrosos o inadecuados, etcétera.

Actuación

- Dejar que camine en un entorno seguro, por ejemplo, acompañado, con sistemas de seguridad y alarma adecuados, y eliminando las barreras arquitectónicas (alfombras o enseres con los que pueda tropezar, etcétera).

- Establecer paseos sistemáticos en el plan de cuidados, intentando que el paciente se canse pero sin llegar a fatigarse. Acomodar la dieta a la actividad. Con el ejercicio físico mejoran la ansiedad, la agresividad y el sueño.

- Comprobar que los intentos de deambulación no se deben a alguna circunstancia desagradable en el ambiente (ruidos, estimulación excesiva, trato inadecuado, etcétera). Procurar un ambiente agradable y atractivo para el paciente.

- Intentar desviar su atención a una tarea alternativa, pero evitando confrontaciones.

AGRESIVIDAD

Los comportamientos agresivos pueden tener múltiples causas. El paciente ha perdido su control sobre el ambiente, y cualquier frustración o molestia puede desencadenar irritabilidad o una respuesta agresiva; por ejemplo, dolor, cansancio, estreñimiento, hambre, demandas excesivas, discusiones, trato inadecuado, etcétera.

Actuación

- Intentar averiguar el desencadenante de la respuesta agresiva y evitarlo.

- No enfrentarse al paciente, ni discutir, ni intentar hacerle razonar.

- Acercarse al paciente lentamente, estableciendo contacto visual, sonriendo, manteniendo una actitud corporal relajada y acogedora, y llamándole por su nombre. No hacer gestos bruscos ni tocarle por sorpresa.

- Empatizar con su estado emocional y, una vez conseguido esto, distraerle con una actividad agradable.

- No interpretar la conducta del paciente como algo personal. El paciente lo olvidará en breve.

∿ PUNTOS CLAVE

- Los síntomas psiquiátricos y del comportamiento representan muchas veces una manera de expresar deseos y necesidades. Una vez hayamos descubierto el significado de los comportamientos alterados del paciente, podremos tomar medidas para prevenirlos o combatirlos.

- Estos síntomas condicionan una sobrecarga importante para el cuidador.

- La tranquilidad, la serenidad y el dominio personal son fundamentales a la hora de enfrentarnos a ellos.

- Se debe responder de forma específica ante cada tipo de trastorno: ansiedad, psicosis, trastorno del sueño, depresión, conducta sexual inapropiada, deambulación inadecuada o agresividad.

- La mayoría de los síntomas psiquiátricos y del comportamiento pueden tratarse de forma adecuada mediante psicofármacos o intervenciones psicológicas.

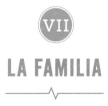

LA FAMILIA

El alzhéimer, como cualquier otra patología crónica que produzca estados de dependencia, no limita su impacto a la persona afectada, sino que toda la familia va a sufrirla de una manera u otra. Este es un hecho reconocido en el momento actual, de manera que el tratamiento de la enfermedad ya no se concibe como una serie de intervenciones sobre el paciente, sino sobre el binomio paciente-cuidador.

Hay que recordar que a pesar de los cambios ocurridos en las últimas décadas en la composición y estructura de las unidades familiares, y de la creciente ubicación en residencias de las personas mayores, más del 90% de las personas de más de 65 años viven en su casa y el 80% tiene familia. La mayor parte de los ancianos con demencia viven en su casa y son cuidados por sus familiares, incluso en los estadios más avanzados de la enfermedad. La cifra de ancianos que vive en residencias, la mayoría en relación con procesos de deterioro cognitivo, se encuentra entre el 3-8%. En España solo el 10% de los ancianos dependientes recibe ayuda de cuidadores profesionales y el resto lo hace de su familia u otros cuidadores informales.

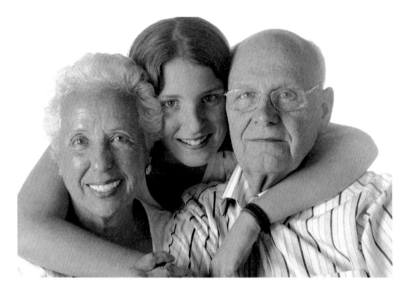

En España el 90 % de los ancianos dependientes reciben ayuda
de su familia u otros cuidadores informales.

Aunque se ha prestado notable atención a la calidad de vida de los enfermos, no ha ocurrido lo mismo, hasta fechas recientes, con la de los cuidadores y familiares. Sin embargo, los cuidadores son los máximos proveedores de cuidados a los enfermos y afrontan esa responsabilidad sin ningún conocimiento previo y sin recompensas económicas en la gran mayoría de los casos, apoyándose en una gran motivación fruto del vínculo afectivo y emocional que les une con los pacientes. Son ellos los que van a soportar una gran carga emocional al tomar conciencia del declinar de sus familiares, máxime cuando los propios pacientes no son conscientes de su verdadera situación.

El interés por los cuidadores se debe a múltiples razones, pero sobre todo tiene que ver con la importante contribución económica que realizan a los estados del bienestar. Se ha calculado que los cuidadores ahorran a la Administración en España una suma de cuarenta mil millones de euros anuales. La sobrecarga de los cuidadores aumenta el consumo de servicios médicos y sociales y la tendencia al ingreso en centros residenciales de los ancianos. Precisamente, el auge actual de recursos asistenciales intermedios, como centros de día psicogeriátricos, tiene que ver con la intención de apoyar a los familiares en la tarea de cuidar a los ancianos.

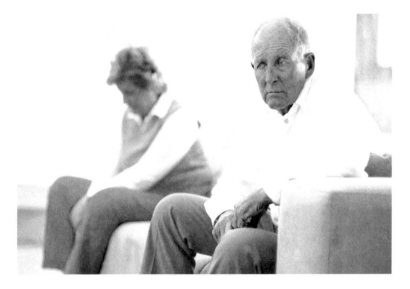

La sobrecarga de los cuidadores aumenta el consumo de servicios médicos y sociales.

Sin embargo, es posible que la tendencia social sea que cada vez haya menos cuidadores. Entre los factores que pueden provocar esta situación se encuentra la progresiva implicación de la mujer en el mercado laboral, con menos tiempo disponible para dedicarlo a su faceta tradicional de cuidadora; la disminución del número de descendientes, lo que concentra las tareas de cuidados en menos personas, o la prolongación del período de estancia en la casa paterna de los hijos antes de iniciar su vida independiente, lo que resta recursos para dedicarlos a las personas mayores.

PERFIL DEL CUIDADOR

Según los diferentes estudios llevados a cabo sobre las características sociodemográficas del familiar cuidador de ancianos con alzhéimer, se puede establecer un perfil del cuidador que en resumen sería: mujer, esposa o hija del familiar anciano enfermo, de 55 a 60 años de edad, que convive en la misma casa y cuida al anciano a diario una media de cuatro horas, dedicada a labores de ama de casa, y que disfruta de poco apoyo y recibe en general escasa ayuda.

Aunque las consecuencias de la enfermedad recaen sobre toda la familia, por lo general es una sola persona la que asume la responsabilidad de los cuidados, aunque pueda recibir distintas ayudas puntuales en mayor o menor grado por parte de otros miembros de la familia. A esta persona se la denomina «cuidador principal».

Las motivaciones que hacen que un determinado miembro de la familia asuma el rol de cuidador principal son muy diversas. A veces se debe a que no hay nadie más disponible. En otras ocasiones, predominan motivos altruistas como amor, afecto, sentimientos de cercanía o empatía. También hay que tener en cuenta la importancia de la norma social, el sentido del deber y la evitación de culpa.

En general, si la persona afectada tiene un cónyuge sano y con la capacidad funcional suficiente, este asume la responsabilidad de los cuidados. Si se trata de uno de los hijos, existen varios factores que predicen cuál de ellos asumirá el cuidado primario del padre enfermo. Entre ellos se encuentran razones de proximidad geográfica, estado civil, número de hijos pequeños o situación laboral. Con frecuencia, y dentro de la dinámica familiar, está establecido de forma implícita qué hijo se hará cargo del paciente. En general, la persona que asume los cuidados está más predispuesta que el resto, y la decisión no es discutida, sino asumida sin más.

OTROS MIEMBROS DE LA FAMILIA

Si observamos la familia en su conjunto, es decir, todos los miembros que participan de alguna manera en el cuidado del paciente, encontramos la adopción de diversos papeles:

- Facilitador. Es el miembro que «todo lo ve fácil», minimiza la importancia del problema y se resiste a pedir ayuda, a fin de mantener un equilibrio dentro del sistema familiar que teme que la enfermedad pueda romper. Quiere que las cosas sigan «como siempre».

- Víctima. Tiene necesidad de ayudar, pero se agota en el esfuerzo del cuidado y se empeña en sobreesfuerzos muchas veces inútiles. Al evitar las oportunidades de descanso llega a abandonar todo interés o actividad que no sea la del cuidado del enfermo. Cuando fallece el paciente, este familiar experimenta un gran vacío, que se manifiesta por una reacción de duelo prolongada y patológica. A través del victimismo puede ocasionar sentimientos de culpa a otros familiares. Se suele mostrar muy crítico con los médicos u otros profesionales por no «curar» o no «atender bien» a su familiar.

- Líder. Toma este papel en las situaciones de crisis. Suele presentar una actitud calmada, fría e intelectual en su contacto con los servicios médicos, e intenta encontrar soluciones rápidas y certeras. Muchas veces, vive a cierta distancia del enfermo y de los cuidadores directos, y puede no participar directamente en los cuidados.

- Fugitivo. Evita las relaciones con la familia, que le acusa de no preocuparse del enfermo. Por lo general, se trata de un hijo o una hija distanciado de la familia y que no desea ni «puede» gastar su tiempo en el cuidado del familiar enfermo. Los fugitivos son frecuentes en las familias que han experimentado conflictos que no se resolvieron de la forma adecuada en su momento. Suelen funcionar muy bien fuera de la familia, pero dentro de ella tienden a reproducir situaciones de conflicto y estrés.

ATMÓSFERA FAMILIAR

Es oportuno reconocer estas dinámicas, siendo conscientes de que la situación de inestabilidad y de sobrecarga que la enfermedad provoca en la familia da lugar a un aumento del estrés en cada miembro y hace muy factible que resurjan viejos conflictos no resueltos.

El conjunto de las reacciones de cada miembro de la familia constituye la «atmósfera familiar». Se observan familias esperanzadas dispuestas a apoyar y afrontar los cambios necesarios. Otras familias, resignadas o pesimistas, son poco flexibles. Hay familias que mantienen expectativas poco realistas y muy idealizadas, buscadoras de lo «último en el tratamiento del alzhéimer» y que cuando se ven frustradas se vuelven muy críticas con los médicos. En ocasiones, hay familias con una gran tensión acumulada, donde la situación del enfermo agrava los rígidos patrones de conducta previos y sus miembros son incapaces de la más mínima cooperación. Entonces pueden aparecer mecanismos de proyección contra los médicos o los sistemas sociales, con demanda de ayudas o prestaciones irreales o imposibles, y acusaciones continuas de falta de cuidado hacia el paciente, llegando en ocasiones a las demandas judiciales.

Hay que señalar, sin embargo, que en general la experiencia de la mayoría de los familiares es positiva al desarrollarse la capacidad de comprensión y ternura, y el fortalecimiento de relaciones interpersonales liberadoras de angustia y agresividad. De esta manera, se llega a aprender y tolerar el reparto de responsabilidades y a descubrir nuevas formas de afectividad: la familia «crece» entonces con la atención al enfermo.

Una vez que la familia reconoce la situación, poco a poco se toma conciencia de que se trata de una enfermedad, se sale de la duda a través del diagnóstico y, en la mayoría de los casos, se produce una reacción de adaptación satisfactoria, en la que finalmente se acepta la enfermedad y el cambio de papeles en la relación con la persona afectada. Por ejemplo, en el caso de un cuidador hijo, la relación cambia de recibir cuidados a tener que cuidar.

La reacción de adaptación satisfactoria tiene sus propias fases (véase tabla 24), y se acaba consiguiendo en la mayoría de los casos una aceptación de la enfermedad y el desplazamiento de la respuesta desde las emociones a la tarea de cuidar. Como ya se ha comentado, estas fases de adaptación se repiten ante cada nueva fase de la enfermedad. No hay que pensar en las fases como un proceso cronológico que se repite siempre de la misma manera. Es frecuente que se presenten mezcladas entre sí, que el orden sea diferente o que alguna de ellas no aparezca.

---

1. **Negación.** La noticia se acepta con aparente normalidad, como si no estuviera ocurriendo. Es posible un sentimiento de irrealidad: «Esto no me puede pasar a mí».

2. **Rechazo.** Se va comprendiendo la realidad, pero se rechaza. Pueden aparecer rabia o dudas acerca de la capacidad de los profesionales. Se suele pedir una segunda opinión: «¿Por qué me tiene que pasar esto a mí?».

3. **Negociación.** Se intenta llegar a una situación de menor gravedad de la situación, por lo general, como contrapartida de un comportamiento ejemplar: «Seguro que si hacemos caso en todo, la enfermedad se detendrá. No hay dos pacientes iguales y a veces los médicos se equivocan».

4. **Tristeza.** La realidad se va imponiendo y se produce un sentimiento de pena por el paciente y por la pérdida de la vida que se llevaba hasta entonces: «¡Qué pena que las cosas tengan que ser así!».

5. **Aceptación.** Se acepta el diagnóstico y sus implicaciones, y se procede a resolver los problemas que representa en la práctica: «Bueno, las cosas son así y vamos a intentar que transcurran de la mejor manera posible».

Tabla 24. Fases de adaptación al diagnóstico de alzhéimer en un familiar.

Pero en algunos casos la adaptación no es satisfactoria y el proceso se detiene antes de llegar a la aceptación de la realidad. Entonces pueden aparecer reacciones de intensas de angustia, temor y ambivalencia, que se manifiestan a través de movimientos oscilantes entre el deseo de «cuidar» al paciente o la necesidad de «quitarse de encima» la responsabilidad de cuidar. Estos cuidadores sienten impotencia, frustración y cansancio. Es frecuente que aparezcan sentimientos depresivos e irritabilidad, y que aumenten los problemas somáticos. Con frecuencia disminuyen los contactos sociales y se tiende al aislamiento y la soledad (véase tabla 25). Asimismo, puede alterarse la dinámica familiar y producirse discusiones y recriminaciones entre los familiares. Todos estos fenómenos y vivencias se agravan cuando aparecen conductas anómalas en el paciente, sobre todo la agresividad, el insomnio, la deambulación incesante, las demandas de atención continuas, los síntomas psicóticos o la presencia de síntomas depresivos.

- Aislamiento social (abandono de amigos y actividades sociales).
- Irritabilidad, dirigida hacia el paciente o hacia otros, sobre todo en relación con la «falta de comprensión» hacia su situación.
- Negación de la enfermedad y de su pronóstico.
- Angustia hacia el futuro, que contrasta con dicha negación.
- Tristeza, llegando a presentar incluso síntomas depresivos.
- Cansancio físico y mental (agotamiento, falta de concentración).
- Insomnio.
- Disminución de la capacidad de cuidar y del rendimiento sociolaboral.
- Aumento de síntomas somáticos, con el consecuente incremento de visitas al médico, uso de recursos sanitarios, consumo de fármacos, etcétera.
- Consumo de tóxicos.
- Actitud reivindicativa dirigida hacia la familia o la Administración.

Tabla 25. Síntomas de sobrecarga del cuidador.

EL ESTRÉS DEL CUIDADOR

Existen numerosos estudios en los que se demuestra, sin ninguna duda, que el estrés continuo asociado a la tarea del cuidador puede repercutir de forma negativa sobre su salud, tanto física como mental, un fenómeno que se conoce como «sobrecarga del cuidador». Los cuidadores de un enfermo con demencia acuden más veces al médico de cabecera, consumen más psicofármacos por síntomas de estrés y depresivos, y dedican menos tiempo a otras actividades ajenas al cuidado el enfermo, en comparación con sujetos no cuidadores de características similares. Las consecuencias psicológicas más frecuentes son la ansiedad, presente en un 10%, y la depresión, que puede aparecer hasta en un 15% de los cuidadores. El estrés crónico que sufren agrava cualquier otra patología presente, en especial las relacionadas con los trastornos cardiocirculatorios, metabólicos e inmunológicos. La tabla 26 recoge algunas de las consecuencias negativas de la sobrecarga.

- Disminución de la calidad de vida del paciente y del cuidador.
- Aumento de los ingresos de los pacientes en residencias geriátricas.
- Empeoramiento de la salud del cuidador: ansiedad, depresión, consumo de sustancias tóxicas y psicofármacos, etcétera.
- Aumento del maltrato al paciente.
- Aumento de la conflictividad familiar.
- Deterioro funcional del cuidador (rendimiento laboral, aislamiento social, etcétera).

Tabla 26. Principales consecuencias negativas de la sobrecarga de un cuidador.

En cuanto a las características del cuidador asociadas con la sobrecarga, varios estudios han encontrado que las mujeres tienen un mayor riesgo de sufrimiento psicológico que los hombres. Las mujeres sufren más la presión social de cuidar, tienen más conflictos de roles —por ejemplo, con el trabajo fuera de casa o el cuidado de hijos pequeños— y tienden a experimentar una respuesta emocional más intensa ante la enfermedad del familiar.

Por el contrario, los hombres adoptan una posición más distante, más «profesional», se ciñen más a las tareas concretas y están más predispuestos a solicitar y buscar ayuda externa que las mujeres. La reacción de sobrecarga se produce sobre todo si el enfermo es relativamente joven —lo que es poco frecuente— ante la realidad de perder una persona significativa, como un cónyuge, o si existen niños en el hogar, ante el temor de que puedan vivir de forma traumática la enfermedad. A todo esto se suman los problemas económicos y legales, según el papel que haya tenido el paciente en la familia (véase tabla 27).

- Presencia de trastornos psiquiátricos y del comportamiento en el paciente.
- Paciente relativamente joven.
- Apoyo y amplitud de los lazos familiares (por ejemplo, familia escasa o desunida).
- Historia previa de la relación con el paciente; mayor sobrecarga si existían relaciones conflictivas con él.
- Sexo del cuidador: más frecuente en mujeres jóvenes.
- Personalidad del cuidador (más sobrecarga con una personalidad rígida, inflexible, ansiosa).
- Repercusión de la labor de cuidar sobre las relaciones sociales y laborales (conflicto de roles).
- Escasez de recursos materiales y económicos y de apoyo social.

Tabla 27. Factores que contribuyen a la sobrecarga del cuidador.

Por otra parte, los nuevos avances en el diagnóstico de la enfermedad van a provocar una nueva serie de retos para las familias: el posible impacto de la información genética, con toda la carga de angustia que ya está provocando en muchas familias conocedoras de los nuevos avances que sobre el genoma humano se están realizando, y más en concreto por la influencia que los factores genéticos tienen en la el alzhéimer; la disponibilidad de nuevos tratamientos, con un coste elevado y dentro de sistemas de salud que tienden a ser cada vez restrictivos en el gasto farmacéutico, etcétera.

En general, los cuidadores van consiguiendo cada vez mayor presencia en el ámbito público y ya no son vistos como individuos aislados en sus problemas, sino como grupos de presión que demandan cada vez mejor atención y apoyo. Todos estos cambios abren expectativas nuevas en el papel de las familias en la atención al enfermo de alzhéimer.

Por todo lo comentado con anterioridad, resulta evidente la importancia de que el cuidador principal tenga la ayuda necesaria para poder realizar su labor de forma apropiada. Para ello es fundamental que comprenda que para poder cuidar es necesario primero cuidarse a uno mismo. El sacrificio continuado y permanente durante las 24 horas del día conduce sin remedio a la sobrecarga, con todo su cortejo de consecuencias negativas.

Hay una serie de principios básicos que el cuidador debe tener en cuenta, y que se recogen en la tabla 28. El cuidador puede recibir distintos tipos de ayuda, y con frecuencia va a ser necesario el concurso de varias de ellas actuando de forma simultánea. Existen programas de apoyo a los cuidadores, con eficacia variable según los resultados de los diferentes estudios, que han sido elaborados por organismos comunitarios, benéficos o privados:

- **Programas de atención domiciliaria sanitaria y social.** Una vía de apoyo importante consiste en recurrir a las ayudas externas o cuidados formales, tanto las que pueda recabar directamente la familia como las que se obtienen de los recursos

1. Informarse de forma adecuada sobre la enfermedad y planificar de forma realista y con antelación suficiente las necesidades que van a surgir.

2. Establecer una red de apoyo con los familiares, amigos, profesionales e instituciones que le van a ayudar a lo largo del proceso: nadie lo va a solucionar todo, pero muchos podrán aportar algo. Son especialmente importantes las asociaciones de familiares de enfermos.

3. Cuidarse a uno mismo, sin pretender hacerlo ni controlarlo todo. Consiste más en una actitud que en tomar una medida concreta. Por ejemplo:

   a) Contar con la ayuda suficiente, ya sea por parte de otros familiares o contratándola. Ir siempre holgado.

   b) Descansar cada día lo necesario.

   c) Hablar con alguien de confianza sobre las preocupaciones y emociones que aparecen en la tarea de cuidar.

   d) No olvidar los cuidados de salud propios: acudir al médico, tomar sus tratamientos, mantener la dieta y otros hábitos saludables, evitar el alcohol y la automedicación, etcétera.

   e) No aislarse. Seguir manteniendo contactos sociales y saliendo regularmente. Hacer nuevos contactos relacionados con la enfermedad (por ejemplo, otros cuidadores).

   f) Mantener alguna de las actividades que le han divertido y relajado. Si puede transmitir alegría al paciente, su calidad de vida mejorará en gran medida.

   g) Hacer vacaciones al menos una vez al año, recurriendo para ello, si es preciso, a los programas de descanso o respiro de familiares.

Tabla 28. Medidas para prevenir la sobrecarga del cuidador.

sanitarios y/o sociales, por lo que siempre es aconsejable que las familias se pongan en contacto con los servicios sociales de su lugar de residencia, con independencia de su estatus económico. Hay que contar también con la posibilidad de obtener ayuda de grupos de voluntariado.

- **Programas de información sobre los servicios sociosanitarios de ayuda disponibles.**

- **Programas psicosociales que informan sobre el proceso de envejecimiento y enfermedades más frecuentes en este período de la vida.**

- **Programas educativos que forman al cuidador** en la mejora de la calidad de vida del anciano y de la suya propia (por ejemplo, prevención de caídas, cuidado de úlceras de decúbito, higiene, manejo de la incontinencia, etcétera).

- **Programas psicoterapéuticos (psicoterapia individual y grupal)**, dirigidos a reducir el estrés y los trastornos psicopatológicos mediante el refuerzo de la autoestima y el desarrollo personal y profesional.

- **Grupos de autoayuda** constituidos por otros familiares cuidadores y dirigidos por un profesional, por lo general en el entorno de asociaciones de familiares de enfermos.

Este tipo de apoyo va cobrando cada vez mayor importancia y ofrece un gran beneficio a los familiares. Las redes de apoyo social (asociaciones de familiares, grupos de voluntariado, etcétera) cumplen varias misiones. La primera es la de ser fuente de información, tanto sobre la propia enfermedad como acerca de los cuidados que precisa el enfermo.

En segundo lugar, ofrece un marco de referencia. En este contexto, la familia va a comprender que no está sola y que pedir ayuda al exterior no es un fracaso en su papel de cuidadora, sino una alternativa que puede mejorar la calidad de vida del enfermo y de los propios miembros de la familia.

En tercer lugar, algunas de las actividades habituales en las asociaciones tienen un gran valor para el equilibrio emocional de los cuidadores, por ejemplo, los grupos de autoayuda. En estos grupos los cuidadores pueden expresar sentimientos sobre la relación con su familiar y van a sentir que son comprendidos. Estas actividades pueden ser el inicio del proceso de aceptación de la enfermedad y de desvinculación emocional, necesarios para que el cuidador pueda comenzar a recuperar su vida personal.

En cuarto lugar, las asociaciones, que aparte de la tarea de apoyo directo a las familias pueden convertirse en focos de información a la sociedad, luchando contra los prejuicios imperantes aún en el conjunto de la población, y en grupos de presión frente a las administraciones públicas. Esta última tarea está tomando cada vez más importancia y puede dar lugar a múltiples acuerdos para beneficio de los pacientes.

Finalmente, si la situación en el hogar sigue deteriorándose, habrá que recurrir con más frecuencia a los servicios de un centro de día o estudiar la posibilidad de ingreso en una residencia. Hay que tener en cuenta que las vivencias de los familiares ante el ingreso en estas instituciones pueden ser paradójicas, mostrándose ambivalentes y con resistencias ante la perspectiva de una «separación» que pueden vivir como un fracaso personal.

Una vinculación inmadura o simbiótica con el paciente puede llevar a la familia a experimentar profundos sentimientos de culpa y tristeza. Estas reacciones pueden dificultar las relaciones con los equipos terapéuticos que se van a encargar de atender a los enfermos en los centros, proyectando en muchas ocasiones los sentimientos de culpa en los cuidadores profesionales, mostrándose entonces reivindicativos y querellantes, intentando boicotear las normas o mostrándose intrusivos en el funcionamiento de los centros.

Con frecuencia, el ingreso del paciente en centros o residencias no comporta una disminución inmediata del estrés de los cuidadores.

Sin embargo, para la mayoría de las familias, poder hacer uso de recursos externos es una de las fuentes de mayor alivio y una ayuda muy necesaria para poder seguir sobrellevando la enfermedad de su familiar.

⋀ PUNTOS CLAVE

- En España solo el 10 % de los ancianos dependientes reciben ayuda de cuidadores profesionales y el resto lo hace de su familia u otros cuidadores informales.

- El perfil del cuidador de un persona con alzhéimer es: mujer, esposa o hija del familiar enfermo, de 55 a 60 años de edad, que convive en la misma casa y cuida al anciano una media de cuatro horas diarias.

- En la mayoría de los casos se consigue por parte de los familiares una aceptación de la enfermedad y el desplazamiento de la respuesta desde las emociones a la tarea de cuidar.

- El estrés continuo asociado a la tarea del cuidador puede repercutir de forma negativa en su salud, tanto física como mental; un fenómeno que se conoce como «sobrecarga del cuidador».

- Existen programas de apoyo a los cuidadores que han sido elaborados por organismos comunitarios, benéficos o privados.

- El movimiento asociativo de familiares de personas afectadas tienen una gran importancia en la ayuda al cuidador.

VIII

LAS DECISIONES DIFÍCILES

A lo largo de la enfermedad van apareciendo situaciones en las que hay que tomar una decisión difícil. El paciente y/o sus cuidadores pueden sentir rechazo a enfrentarse con ellas, lo que suele dar lugar a un empeoramiento de las situaciones planteadas. La naturaleza de estas decisiones puede ser muy variada, ya que dependen en gran medida del estilo de vida previo de la persona afectada y de su personalidad.

Algunas decisiones son dolorosas porque implican una disminución del nivel funcional de la persona, y al tomarlas nos enfrentamos de nuevo a la naturaleza inexorable de la enfermedad. Asimismo, en muchas de ellas pueden aparecer sentimientos de culpa por parte del cuidador o bien una resistencia importante por parte del enfermo, lo que genera una gran violencia sobre el cuidador. En este capítulo nos podemos encontrar con distintas situaciones, como la incorporación de cuidadores profesionales, la asistencia a un centro de día o el ingreso en una residencia. Por supuesto, muchas veces el mayor problema es la imposibilidad de contar con estos recursos, bien por falta de medios económicos o por ausencia de dichos recursos en el entorno. Pero incluso cuando están disponibles, pueden aparecer dificultades importantes.

CUIDADORES PROFESIONALES

La incorporación de cuidadores profesionales puede generar dificultades por parte del enfermo. El paciente puede negar la necesidad de ayuda como parte del mecanismo de falta de reconocimiento de sus limitaciones y rechazar de forma obstinada la presencia de alguien «extraño» en su casa. Por otra parte, la persona mayor suele tener una preocupación excesiva por el gasto, y puede pensar que no pueden permitirse contratar a nadie. También puede considerar la presencia del cuidador como una invasión de su espacio personal y ejercer sobre él síntomas de tipo paranoide —por ejemplo, acusarle de robo o maltrato—, irritabilidad o agresividad. Asimismo, puede exigirle el cumplimiento de tareas inapropiadas o acusarle de holgazanería. No es infrecuente que el paciente termine echando o despidiendo al cuidador profesional.

Por parte del familiar, pueden aparecer sentimientos de culpa al pensar que debería sacrificar otros aspectos de su vida —por ejemplo, su trabajo— para dedicar más tiempo al enfermo. Estos sentimientos pueden ser muy negativos para la toma de la decisión oportuna y en ocasiones pueden requerir incluso una intervención profesional. El familiar debe comprender que contratar ayuda es muchas veces la única manera de mantener al paciente en su domicilio y que la sobrecarga excesiva del familiar acaba produciendo resultados contraproducentes para todos.

En cualquier caso, debemos preparar con cuidado la introducción de nuevas personas en el plan de cuidados del paciente. En primer lugar, tenemos que buscar a la persona adecuada, que disponga del tiempo necesario en el horario que necesita el enfermo y que tenga un conocimiento apropiado sobre las funciones que debe realizar.

Cada vez más, hay cuidadores profesionales que han recibido formación específica sobre cuidados a enfermos con demencia. Sobre todo, debe ser una persona que posea la actitud básica de comprender que se trata de un enfermo que actúe en el contexto de la enfermedad y que sea cariñosa y respetuosa. Si encontramos estas cualidades en una persona conocida, sobre todo para el paciente, entonces estaremos en unas condiciones ideales. Pero si no es el caso, conviene que el cuidador profesional inicie su labor durante un horario limitado y que acometa al principio tareas menos comprometidas en la relación con el paciente; por ejemplo, realizando tareas que no le hayan gustado nunca o que ya haya dejado de hacer.

Otras labores, como el aseo personal del paciente, deben iniciarse cuando este ya se ha acostumbrado a la nueva presencia, y contando con la presencia del familiar las primeras veces. Poco a poco, conforme la relación se vaya asentando y se vayan conociendo, podrá ampliarse el horario y el rango de actividades. Si el paciente está preocupado por el coste del cuidador profesional externo, hay que tranquilizarlo diciéndole que se trata de un tema del que se ocupa el familiar correspondiente o la Administración.

CENTROS DE DÍA

La asistencia a un centro de día puede resultar otra decisión difícil. En nuestro país la gran mayoría de los pacientes comienzan a acudir a ellos en fases moderadas de la demencia, cuando lo ideal sería que comenzaran a hacerlo en una fase más temprana. En mi experiencia, la gran mayoría de los pacientes llegan a adaptarse a este tipo de centros y obtienen grandes beneficios asistiendo a los mismos, tanto a nivel cognitivo como emocional y funcional.

La dinámica que se establece es similar a la que se produce cuando un niño acude por primera vez a la escuela. El paciente debe saber a dónde va y el tiempo que va a pasar en el centro, pero no hay que tratar de convencerlo ni emplear razonamientos complicados que no entienda. Es beneficioso que exista un período de adaptación en el que el paciente vaya pasando cada vez más tiempo en el centro. Los cuidadores deben ser muy cuidadosos a la hora de cumplir los horarios, especialmente de recogida, ya que los pacientes viven muy mal el hecho de que el resto de compañeros vayan abandonando el centro y ellos se vayan quedando solos; la angustia relacionada con estas asociaciones puede perjudicar la asistencia.

No todos los centros de día funcionan igual; por ejemplo, pueden diferir en el rango de las fases de demencia en que atienden a los pacientes. Este punto debe estar muy claro, ya que si el paciente acude a un centro donde el resto de compañeros está mucho más deteriorado que él, se sentirá muy mal, mientras que en caso contrario, serán los demás compañeros los que se verán perjudicados por su incapacidad para responder de forma adecuada al nivel que se solicita, lo que creará un mal ambiente que tendrá sus repercusiones sobre él. Dada la evolución de la enfermedad, llegará un momento en que el centro de día deje de ser el recurso adecuado.

En la misma fase moderada en la que se suele plantear la asistencia al centro de día, pueden aparecer también problemas en torno a dos circunstancias relacionadas con la seguridad: la retirada de los permisos de conducir y de manejar armas. Dado que tanto la capacidad de conducir como la de utilizar armas se inscriben dentro de la memoria de procedimientos —como también, por ejemplo, la capacidad de bailar—, que tienen un deterioro más lento, podemos encontrarnos con la paradoja de que un paciente conduzca bien en cuanto a la operativa de manejar el volante, cambiar las marchas, etcétera, pero que ignore dónde se encuentra y adónde quiere ir. Lo mismo podríamos decir de la utilización de armas.

Lo más adecuado es plantear al paciente la necesidad de dejar de conducir de forma paulatina, acostumbrándolo a que le lleven otras personas y sin que tenga nunca la sensación de que está produciendo molestia alguna por ello. Hay que comenzar por sustituirle en los trayectos más largos y comprometidos, y extenderlo progresivamente a cualquier tipo de situación. Lo ideal sería que el paciente fuera abandonando el uso del coche hasta olvidarse de él.

Otras veces las circunstancias son diferentes. Hay pacientes muy testarudos que insisten en conducir cuando están poniendo en riesgo a ellos, a sus familiares y a otros conductores. Aquí es necesario que toda la familia adopte una postura común acerca de la necesidad de dejar de conducir y se la transmita al paciente con firmeza, llegando a anunciarle, por ejemplo, que nadie de la familia viajará con él y que va a ponerse su caso en conocimiento de las autoridades de tráfico. En casos extremos, y ya en el curso de procedimientos de incapacitación, puede procederse a retirar el coche o las llaves. El procedimiento de actuación en el caso de las armas es similar.

INCAPACIDAD LEGAL

Asimismo, cuando el paciente va perdiendo la capacidad de tomar decisiones para el gobierno de sus asuntos, se plantea la decisión de la incapacidad legal o civil. Hay que entender que se trata de una medida de protección del paciente y de un requisito legal para tomar decisiones que el paciente ya no puede adoptar por sí mismo, pese a lo cual la familia suele mostrar reticencias a la hora de tomarla. En mi experiencia, si se toma en el momento adecuado, no suele ser traumática en absoluto, ya que el personal judicial suele mostrar una gran sensibilidad en el trato con el enfermo. En primer lugar, puede adoptarse una figura de incapacidad parcial o curatela, restringida a asuntos financieros, por ejemplo, para más tarde extenderla al resto de parcelas de gobierno personal.

También es muy importante que el paciente haga testamento cuando todavía tiene capacidad de hacerlo. Es sabido que la dinámica familiar se puede alterar en gran medida a consecuencia de las decisiones testamentarias. Normalmente, la capacidad de testar no se ve afectada en las primeras fases del síndrome demencial, pero es preceptivo que el psiquiatra emita un informe declarando la capacidad de la persona para ejercer su potestad.

INGRESO EN UNA RESIDENCIA

Hay unanimidad casi absoluta entre los profesionales que atienden a personas con alzhéimer de que lo ideal es que el enfermo permanezca en su domicilio durante la mayor parte del tiempo posible y, si puede ser, durante toda la enfermedad. Sin embargo, también es unánime la opinión de que, en numerosas ocasiones, lo mejor es proceder al ingreso del paciente en un centro residencial. Las razones para ello pueden ser múltiples. A veces los requerimientos de cuidados del paciente pueden hacerse tan complejos que desbordan los medios que pueden encontrarse en un domicilio. Es el caso, por ejemplo, de pacientes con úlceras, necesidades de sueroterapia u oxigenoterapia, o con necesidades especiales para la movilización, como es el caso de pacientes con sobrepeso. También puede darse esta necesidad por la presentación de trastornos psiquiátricos con alteraciones graves del comportamiento, como pueden ser comportamientos psicóticos, agresividad extrema, intentos repetidos de fuga, etcétera.

En otras ocasiones se trata de pacientes sin estas características especiales, pero que tienen graves carencias en su entorno social y familiar o inadecuación de la vivienda. Por otra parte, el deterioro de un enfermo puede llegar a ser tan importante que pasa a ser prioritario que se proporcionen los cuidados oportunos, con independencia del lugar en que se hagan y quién los haga. La máxima principal en estos casos es el realismo, pues tan malo puede ser precipitar un ingreso como retrasarlo más de la cuenta.

Hay que olvidar viejos estereotipos, como que se ingresa a un paciente para olvidarse de él. El paciente sigue precisando de los cuidados, de la atenciones y del cariño de sus familiares. La experiencia demuestra que los pacientes que reciben más visitas reciben un mejor trato por parte de los profesionales de las residencias, se socializan mejor y tienen menor tasa de depresión o ansiedad. Estar ingresado no supone no salir nunca de la residencia, sino que puede ser perfectamente compatible con un estilo de vida similar o incluso más enriquecedor que el que llevaba en su domicilio.

Por otra parte, el ingreso en una residencia puede acompañarse de sentimientos de culpa por parte de los familiares que toman la decisión. Estos sentimientos pueden derivar en comportamientos muy nocivos, tanto para el que los sufre, como para el paciente y para el personal del centro residencial. Los sentimientos de culpa son más frecuentes si la decisión de ingreso la toma alguien que ha tenido una relación difícil con la persona afectada o que ha dedicado poco tiempo a su cuidado, por las razones que sean.

La culpa puede amargar las ocasiones de disfrutar del cuidador: («Yo aquí... y ella en la residencia») y puede dar lugar a discursos reiterativos acerca de lo oportuno de la decisión. También es frecuente que se proyecte sobre el personal de la residencia, a los que se obliga con insistencia a un cuidado perfecto, a veces incompatible con los medios de que disponen, o a pretender una falta absoluta de riesgos, lo que no es posible. Estos hechos pueden agriar la relación con el personal de la residencia, con el riesgo de que el mal ambiente afecte al enfermo.

Vivir con culpa es vivir atormentado, así que el cuidador debería reconocerlo, intentar deslindar las razones por las que se siente así, teniendo en cuenta que a veces el origen del sentimiento de culpa puede estar muy lejos de la circunstancia del ingreso en la residencia, y hacer frente a la situación solicitando para ello la ayuda oportuna. Por ejemplo, puede hablar con el mismo psiquiatra que atiende a su familiar. Una vez examinada la culpa, puede volver a examinar la decisión que ha tomado y, si es la misma, aceptarla con sus elementos favorables y desfavorables.

Otro momento complicado puede presentarse cuando hay que proceder a la incapacitación civil del paciente o bien a la obtención de poderes para la administración de sus asuntos financieros. Si existen bienes, ambos hechos pueden dar lugar a tensiones entre las distintas partes implicadas, que a veces pueden repercutir en el paciente. Por otra parte, si el paciente presenta determinados trastornos del comportamiento —por ejemplo, prodigalidad— en fases iniciales de la enfermedad, los familiares pueden verse obligados a promover la incapacitación en una fase relativamente precoz de la enfermedad, lo que puede llevar a un enfrentamiento personal y/o judicial con el paciente. Pero hay que reconocer que estas son circunstancias excepcionales.

La mayoría de las personas cuentan con recursos muy ajustados y con familias unidas y colaboradoras, por lo que la incapacitación se resuelve sin mayores problemas, dándole al paciente una explicación ajustada a su nivel de comprensión. La medida de incapacitación tiene un carácter protector para el enfermo y clarifica el proceso de toma de decisiones en muchos momentos; por ejemplo, si es necesario un ingreso, a la hora de tomar medidas de soporte vital, etcétera. Por lo tanto, resulta aconsejable desde todo punto de vista.

MUERTE DEL ENFERMO

Finalmente, la muerte del ser querido es también un momento muy especial en la vida de un cuidador. Como toda pérdida, la muerte del paciente da lugar a un proceso de duelo, con las fases de adaptación que ya hemos comentado al referirnos a la adaptación a la noticia de la enfermedad.

La intensidad y la duración del duelo van a ser muy diferentes según la personalidad del cuidador y de la fase de su vida en la que se encuentre. En general, una persona más joven se adapta mejor a las nuevas circunstancias, ya que las demandas de su ciclo vital le impulsan a seguir adelante y pasar página. Pero la vivencia de vacío puede ser muy importante, sobre todo en el cónyuge anciano o en la persona que dejó aparcadas muchas oportunidades para dedicarse a la tarea de cuidar. Sobre todo, el duelo varía en intensidad según el papel que desempeñaba la persona fallecida en la vida del cuidador: cuanto más lo llenara y cuanto más marcara el sentido de su existencia, tanto más difícil será construir una nueva vida sin su presencia.

Es frecuente en el duelo que se produzcan sentimientos y vivencias encontrados: por una parte, tristeza, vacío y pesimismo: por otra, alivio al sentirse libre de las obligaciones que impone la tarea de cuidar y disponer de la oportunidad de dedicar los recursos liberados hacia otras facetas de la vida.

Finalmente, los sentimientos de culpa tampoco son excepcionales, sobre todo si la relación con la persona fallecida había sido conflictiva. Es muy importante que el cuidador sepa que el duelo es un proceso normal y que debe evitar en especial los sentimientos de culpa, que a veces son muy insidiosos. Poco a poco, y sin forzar, debe ir dando paso a una nueva etapa de la vida a la que tendrá que buscarle un nuevo sentido que sustituya al de cuidar.

Es difícil establecer las características de un duelo que precisa de ayuda profesional, pero en términos generales podemos decir que si la duración se prolonga durante más de seis meses o si la intensidad es importante, con síntomas depresivos notables o limitación funcional grave, es aconsejable solicitar ayuda profesional. De nuevo, el psiquiatra que ha atendido al paciente es la persona adecuada, por su conocimiento de todo el proceso de cuidados.

∿ PUNTOS CLAVE

- Algunas decisiones son dolorosas, como la incorporación de cuidadores profesionales, la incapacitación civil, la asistencia a un centro de día o el ingreso en una residencia.

- Son preferibles cuidadores profesionales que han recibido formación específica sobre cuidados a enfermos con demencia. Sobre todo, deben poseer la actitud básica de comprender que se trata de una persona enferma, que actúen en el contexto de la enfermedad y que sean cariñosos y respetuosos.

- Es muy conveniente tomar las medidas de protección legal del paciente en el momento adecuado y con una gran delicadeza. Si no hay testamento, debe hacerse lo antes posible.

- La asistencia a un centro de día puede resultar otra decisión difícil. En nuestro país, la gran mayoría de los pacientes empiezan a acudir a ellos en fases moderadas de la demencia, cuando lo ideal sería que comenzaran a hacerlo en una fase más temprana.

- Es unánime la opinión de que, por lo general, lo mejor es proceder al ingreso del paciente en un centro residencial antes que mantener una situación insostenible en el hogar.

LA PREVENCIÓN
DE LA ENFERMEDAD

Una preocupación importante de los familiares de pacientes con alzhéimer, sobre todo de sus hijos, consiste en saber si ellos van a verse afectados por la enfermedad. Una vez que se les explican las características epidemiológicas de la enfermedad, surge la pregunta: ¿Podemos hacer algo para disminuir el riesgo?

Durante muchos años, se ha pensado que lo único que podíamos hacer para prevenir el alzhéimer u otras enfermedades que cursan con demencia era esperar que se descubriera un medicamento. Sin embargo, en los últimos años se han realizado estudios prometedores acerca de otros medios de reducir el riesgo de padecer la enfermedad. Esta nueva línea de investigación indica que, a través de nuestro estilo de vida, podemos proteger también nuestro cerebro a lo largo del proceso de envejecimiento.

Los nuevos descubrimientos avalan una teoría que ya tiene unos cuantos años, llamada «hipótesis de la reserva cerebral». Esta hipótesis señala que nuestro cerebro tiene, al igual que el resto de órganos y sistemas del cuerpo, una reserva funcional, de manera que los síntomas de demencia aparecen cuando esta «reserva» disminuye por debajo de unos determinados límites. De esta manera, cualquier factor que contribuya a mejorar esta reserva puede resultar de utilidad para prevenir el alzhéimer y viceversa.

Por ejemplo, se sabe desde hace tiempo que un porcentaje muy importante de casos de demencia corresponden a formas mixtas, en las que aparecen de forma simultánea rasgos de alzhéimer y de demencia vascular. La base para este hecho puede consistir en que la presencia simultánea de enfermedad cerebrovascular y de las lesiones cerebrales características del alzhéimer aumenta el poder patógeno de cada una por separado, ya que ambas contribuyen a disminuir la reserva cerebral.

Todavía no conocemos la manera de disminuir la presencia de lesiones de tipo alzhéimer en nuestro cerebro, pero sí sabemos que prevenir la enfermedad cerebrovascular disminuye el riesgo de padecer tanto una demencia vascular como una demencia de tipo alzhéimer. En este momento, por lo tanto, hay un grado de certeza importante sobre ciertas acciones que podemos emprender y que deberíamos tener en cuenta cuando todavía somos jóvenes, ya que no sabemos en realidad cuándo comienzan los cambios que finalmente conducen a la aparición de una demencia.

La salud del cerebro, como la salud del resto del organismo, depende de varios factores. Muchos de ellos, como el genoma heredado de nuestros padres, están fuera de nuestra influencia, pero sobre otros sí podemos actuar. Podemos destacar siete aspectos fundamentales a la hora de prevenir la demencia. A continuación los desarrollamos con más detalle.

RIESGO CARDIOCIRCULATORIO

Ya hemos comentado cómo las patologías de tipo cerebrovascular y alzhéimer tienden a potenciarse mutuamente. Por lo tanto, la reducción de los factores de riesgo de tipo circulatorio no solo beneficia a las personas en riesgo de desarrollar una demencia vascular, sino también a las que sufrirían alzhéimer. Dentro de la reducción de factores de riesgo podemos encontrar el control de la tensión arterial, del sobrepeso, de las arritmias, de la diabetes y de otras patologías que favorecen la aparición de infartos cerebrales.

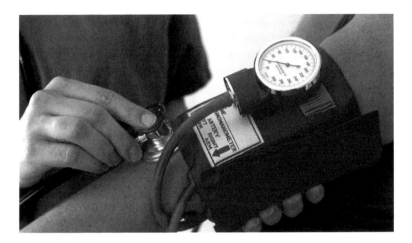

La reducción de los factores de riesgo, como el control de la tensión arterial, también beneficiaría a las personas con alzhéimer.

Por desgracia, muchas personas que presentan estos factores de riesgo no se cuidan de forma adecuada. Se trata de procesos crónicos, que precisan de disciplina y de la incorporación de los cuidados a la rutina diaria. Evidentemente, los beneficios son múltiples, e incluyen no solo la buena salud del cerebro, sino de todo el organismo. Hay que recordar que la salud es un concepto global, que engloba a toda la persona. Muchas veces oímos el comentario, referido a una persona de edad avanzada: «¡Fíjate qué bien tiene la cabeza! ¡A los 95 años!». Una comprensión correcta de la situación de dicha persona consistiría en apreciar que ha llegado a esta edad porque tiene «bien» la cabeza, y no a pesar de ello.

Actuación

- Mantenga sus controles de salud, incluyendo visitas médicas, control del peso, analíticas, dietas especiales y toma de medicamentos si se los han recetado.

- Deje de fumar, no consuma alcohol de forma habitual y absténgase de consumir tóxicos o drogas. El cerebro se beneficia de una mejor circulación al abandonar el tabaco.

EJERCICIO FÍSICO

El ejercicio físico regular produce toda una serie de beneficios para el organismo. Entre ellos destacan la reducción del estrés, la mejora del ánimo y de la memoria, la disminución de la ansiedad y el aumento de la vitalidad y la energía. La organización Alzhéimer's Research & Prevention Foundation estima que el ejercicio físico reduce de forma significativa la probabilidad de padecer alzhéimer y que hace más lento el declinar cognitivo de los que ya lo padecen.

Tras un largo período de inactividad física —a veces durante toda la vida—, comenzar a hacer ejercicio se puede hacer una montaña. Pero hay que desterrar la idea de que solo hace ejercicio el que va a un gimnasio o corre por los parques. Se trata sobre todo de combatir el sedentarismo, incorporando al estilo de vida más actividad física a base de pequeños cambios de comportamiento; por ejemplo, aumentar los trayectos que se hacen andando cada día, usar más las escaleras, permanecer de pie o caminando mientras se espera o se habla por teléfono, etcétera. Se suele tardar un mes en transformar una conducta en hábito, así que hay que ser perseverante durante este período.

Actuación

- Consulte con su médico de familia antes de iniciar el programa de ejercicios.

- Intente hacer treinta minutos de ejercicio aeróbico al menos cinco veces por semana. Puede caminar, nadar, hacer bicicleta o cualquier otra actividad que aumente su frecuencia cardiaca, hasta un límite aconsejado por su médico. Las actividades domésticas, como hacer la compra o cuidar el jardín, también son ejercicio.

- Si tiene ocasión, incluya en su rutina de ejercicio aeróbico dos o tres sesiones de fuerza y resistencia (ejercicio anaeróbico), ya que la suma de ambos tipos de ejercicio es más favorable. Esto mejorará sobre todo su masa muscular.

- Intente realizar algunos ejercicios de equilibrio y coordinación, para prevenir el riesgo de caídas. Son especialmente lesivos los traumatismos craneales de cara al riesgo de padecer demencia, por lo que hay que vigilar el ejercicio que se realiza (por ejemplo, usar casco cuando se va en bicicleta, cinturones de seguridad en el coche, etcétera). Pero todos los traumatismos, en especial los que conllevan fractura ósea, pueden revestir gravedad.

DIETA SALUDABLE

Una dieta saludable y nutritiva es un requisito necesario para el buen funcionamiento de cualquier parte del organismo, incluyendo el cerebro. Existen incluso diversas hipótesis y estudios acerca de la importancia de los factores antioxidantes como forma de tratar el alzhéimer, aunque a fecha de hoy los resultados no son demasiado concluyentes.

Como norma general, la dieta debe contener gran cantidad de frutas frescas y verduras, hidratos de carbono ricos en fibra, proteínas magras y grasas saludables. En nuestro país contamos por fortuna con una dieta tradicional que es reconocida como saludable; es solo cuestión de volver a comer como lo hacían nuestros abuelos.

En algunos países se han hecho muy populares los suplementos dietéticos para combatir o prevenir el alzhéimer. Hasta ahora no existen evidencias concluyentes, pero los estudios realizados sobre el ácido fólico, la vitamina B^{12}, la vitamina D, el magnesio y el aceite de pescado (rico en omega-3) van en buena dirección. Existen más dudas sobre la efectividad de la vitamina E, el ginkgo biloba, la coenzima Q^{10} y la cúrcuma.

Actuación

- No siga dietas especiales ni añada suplementos (por ejemplo, vitaminas) sin supervisión médica.

- Siga una dieta mediterránea, rica en pescado, frutos secos, cereales integrales, aceite de oliva, legumbres, verduras y fruta fresca. Un vaso de vino tinto o una porción de chocolate negro son aceptables de forma ocasional.

- Evite grasas animales saturadas, tomando en poca cantidad productos lácteos no desnatados, carnes rojas, comida procesada y frituras.

- Consuma alimentos ricos en ácidos grasos omega-3. Se encuentran en pescados grasos como el salmón, el atún, la trucha, la caballa, la anchoa o la sardina.

- Haga de cuatro a seis comidas al día, con un buen desayuno. Comer a intervalos regulares ayuda a mantener unos niveles estables de glucosa, que son imprescindibles para el buen funcionamiento del cerebro. Reduzca los carbohidratos refinados (por ejemplo, harina blanca) y/o ricos en azúcar, ya que elevan rápidamente el nivel de glucosa, pero no lo mantienen estable.

- Los vegetales y frutos coloreados son especialmente ricos en antioxidantes, así como el té verde y el blanco.

ACTIVIDAD INTELECTUAL

El cerebro necesita mantenerse activo, como cualquiera de nuestros órganos. Hay numerosos estudios que confirman que las personas con mayor nivel educativo y que mantienen una vida intelectual rica a lo largo de su vida, aumentan su reserva cerebral y presentan un menor riesgo de desarrollar demencia. Las actividades que impliquen nuevo aprendizaje, que incluyan múltiples tareas o que impliquen interacción, comunicación y organización, proporcionan la mayor protección.

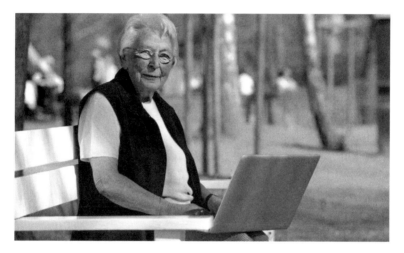

Las personas con una vida intelectual rica a lo largo de su vida presentan un menor riesgo de desarrollar demencia.

Actuación

- Aprenda algo nuevo. Estudie una lengua extranjera, un instrumento musical o una habilidad nueva como dibujar o pintar, lea libros que no conozca, etcétera. Elija nuevas rutas para llegar a un sitio, aprenda a manejar cosas con su mano no dominante. A mayor novedad, mayor reto para su cerebro, se crearán nuevas conexiones y aumentará más su reserva cerebral.

- Practique con la memoria. Comience con cosas sencillas y vaya ampliando a tareas más difíciles. Por ejemplo, lea el periódico a diario e intente recordar lo que ha leído. Haga lo mismo con los argumentos de películas o series. Revise los teléfonos que se sabe de memoria. Es conveniente crear rimas y conexiones para reafirmar lo aprendido.

- Inicie una afición a juegos de estrategia, puzzles, sudokus, crucigramas o acertijos. Estos juegos estimulan una amplia serie de funciones cerebrales y favorecen la capacidad de formar y retener asociaciones cognitivas. Los juegos tradicionales, como cartas, parchís, dominó, damas o ajedrez también son útiles en este sentido.

- Indague en el sentido de las cosas que ocurren a su alrededor, adoptando una actitud de observación. Aproveche los retos que le plantean nuevos acontecimientos.

SUEÑO DE CALIDAD

Su cerebro precisa de un sueño regular y reparador para ser capaz de funcionar de forma óptima. La privación de sueño no solo le deja cansado y lento en la respuesta, sino que afecta a su capacidad de pensar, de resolver problemas y de procesar, almacenar y retener la información. El sueño es especialmente importante para la formación de la memoria y su conservación. Como se decía cuando la formación era memorística: «Lección dormida, lección sabida». El sueño es también importante para otra serie de funciones de nuestro organismo que de forma indirecta también tienen repercusiones sobre el funcionamiento cerebral, como los ritmos circadianos o la secreción de hormonas.

Actuación

- Establezca un ritmo regular de sueño. Ir a la cama y levantarse a la misma hora cada día refuerza el ritmo circadiano natural. El reloj cerebral mejora con la regularidad.

- Tenga cuidado con las siestas. El descanso tras la comida puede funcionar de maravilla, sobre todo cuando nos vamos haciendo mayores. Pero puede contribuir al insomnio, ya que la siesta hace que lleguemos menos cansados a la noche. Intente que la siesta se produzca poco tiempo después del mediodía y que no tenga una duración superior a treinta minutos.

- Reserve la cama para el sueño y la intimidad, y no realice allí otras actividades como trabajar, ver la televisión o utilizar el ordenador, ya que le pueden estimular y reducir la disposición al sueño.

- Establezca un hábito de relajación antes de acostarse. Haga siempre las mismas cosas: cena, aseo, toma de medicación si es el caso, algo de lectura, apagar las luces, etcétera. Sin embargo, no es adecuado que se duerma con la radio o la televisión encendidas, ya que aumentan la estimulación y hacen el sueño más superficial.

- No permanezca despierto en la cama. Cuando no pueda dormir por algún motivo, levántese, intente relajarse en otra habitación leyendo o haciendo otra cosa durante treinta minutos, y luego vuelva a la cama.

- Evite las sustancias estimulantes y el alcohol a partir de media tarde; inducen una cierta somnolencia, pero impiden un sueño reparador.

NIVELES DE ESTRÉS

La tensión y la lucha forman parte de la vida, pero el estrés demasiado intenso, en especial si es crónico, puede tener consecuencias negativas sobre el funcionamiento cerebral, sobre todo si da lugar a cuadros clínicos de ansiedad o depresión.

Existen datos que relacionan este tipo de estrés con la reducción de un área cerebral crítica para la memoria, el hipocampo, así como con la reducción del crecimiento neuronal y el aumento del riesgo de alzhéimer u otras formas de demencia. Sin embargo, hay formas relativamente simples de mantener el estrés en niveles razonables.

Actuación

- Controle su respiración. El estrés altera su ritmo respiratorio y lo hace rápido y superficial, lo que a su vez afecta a la oxigenación cerebral. Aprenda a detectar cuándo respira de forma incorrecta, y mantenga una respiración abdominal lenta y profunda.

- Aprenda a relajarse y programe el tiempo necesario para hacerlo. Puede aprender una técnica específica, como el yoga, pero quizá prefiera simplemente caminar, jugar con su perro, charlar o tomar un baño relajante. Lo importante es que comprenda que el descanso y la relajación también forman parte de la vida, al igual que el trabajo y el esfuerzo.

- Intente alcanzar un estado de paz interior empleando el método que considere oportuno. La espiritualidad y el sentido de trascendencia son un buen camino para ello, sea usted o no una persona religiosa. La meditación y la reflexión sosegada en un ambiente adecuado están al alcance de todos.

VIDA SOCIAL

Los seres humanos somos criaturas sociales. Nuestro cerebro está especialmente dotado para la relación con los demás, y solo tenemos que ver la importancia del lenguaje —una función social— en el desarrollo del cerebro humano para comprenderlo. La relación con los demás supone un estímulo muy poderoso para nuestro funcionamiento intelectual, de manera que no podemos renunciar a ella si queremos mantener nuestro cerebro sano. A veces tendemos a aislarnos al hacernos mayores, y por ello es conveniente que desarrollemos estrategias para evitarlo.

Actuación

- Busque actividades que impliquen relación con los demás; por ejemplo, el voluntariado, ser miembro de un club, ir a clases, salir en grupo, participar en una tertulia, etcétera.

- Dedique tiempo y atención a estar con los demás, incluso en momentos de ocupación muy intensa. A veces unos pocos minutos pueden ser suficientes, pero recuerde que en esos momentos su atención debe estar centrada en estar con los otros.

- Encuentre algo que le gusta hacer con otras personas, ya sea una afición común, aprender algo, pasear o tomar café, y dedíquele tiempo. Es importante que, de vez en cuando, haga algo nuevo con las personas con las que se relaciona.

∿ PUNTOS CLAVE

- Previniendo la enfermedad cerebrovascular disminuye el riesgo de padecer tanto una demencia vascular como una demencia en el alzhéimer.

- El ejercicio físico reduce la probabilidad de padecer alzhéimer y hace más lento el declinar cognitivo de quienes ya lo padecen.

- Numerosos estudios confirman que las personas con mayor nivel educativo y una vida intelectual rica, aumentan su reserva cerebral y presentan un menor riesgo de desarrollar demencia.

- Existen datos que relacionan el estrés crónico con el aumento del riesgo de alzhéimer o de otras formas de demencia. Es posible mantener el estrés en niveles razonables.

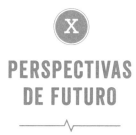

PERSPECTIVAS DE FUTURO

La preocupación por las consecuencias personales y sociales del alzhéimer ha promovido en los últimos treinta años una intensa investigación. El interés y los recursos invertidos para encontrar un tratamiento eficaz para el alzhéimer son enormes, y los progresos alcanzados en las últimas décadas han sido muy relevantes. A pesar de ello, no puede afirmarse con rotundidad que vaya a encontrarse un remedio para la enfermedad en un plazo corto de tiempo, por ejemplo, en los próximos cinco años.

Como ya se ha comentado, la terapia no es la única área donde se está investigando en profundidad. Tan importante como el tratamiento es el diagnóstico precoz en la fase preclínica de la enfermedad, que abre la puerta a las estrategias preventivas. La prevención es, como en el resto de las enfermedades, la mejor de las terapias, y este principio está bien claro en la mente de los principales grupos de investigación en todo el mundo.

Uno de los avances cruciales en este campo ha sido el descubrimiento de biomarcadores de la enfermedad. Un biomarcador es una sustancia o característica que puede medirse de forma objetiva y que indica el funcionamiento normal del organismo o bien la presencia de una enfermedad y la respuesta a la terapia. Por ejemplo, la medida de la tensión arterial es una medida del riesgo cardiovascular.

El hallazgo de biomarcadores es muy importante, ya que existe un convencimiento generalizado de que los cambios cerebrales que conducen a la enfermedad comienzan mucho antes que el inicio de la clínica. La medición de un biomarcador fiable permite descubrir individuos en situación de riesgo cuando todavía están sanos y estudiar qué factores modifican dicho riesgo, convirtiéndose en factores preventivos o bien patógenos.

Los estudios con biomarcadores han permitido descubrir que un estilo de vida que conlleve una dieta sana, el ejercicio físico y una vida social e intelectualmente rica, influye de forma negativa en la aparición de la enfermedad. Hasta ahora los biomarcadores más prometedores se basan en pruebas de neuroimagen cerebral, determinaciones en líquido cefalorraquídeo, marcadores genéticos y estudios del rendimiento cognitivo. En conjunto, la suma de dos o más biomarcadores permite predecir la aparición de una demencia con un nivel elevado de exactitud varios años antes de la aparición de la clínica.

Estos hallazgos comienzan ahora a tener influencia en la práctica diaria, aunque su utilización se circunscribe todavía a los centros de investigación. No obstante, es presumible que en breve la agencia gubernamental estadounidense responsable de los asuntos sanitarios, la FDA (Food and Drugs Administration), acepte la introducción en la clínica práctica de un PET *scanner* cerebral (tomografía por emisión de positrones) como biomarcador del alzhéimer. Este hecho marcará un hito en la historia de la atención a la enfermedad, ya que permitirá el diagnóstico en una fase previa a la presentación de la demencia y abrirá la puerta a los tratamientos preventivos.

De vuelta al tratamiento, las estrategias más prometedoras en el momento actual son las que inciden en la prevención del depósito de proteína beta-amiloide, a través de la modificación de los mecanismos moleculares que conducen a su formación y/o depósito, y las que intentan eliminar los depósitos una vez formados.

Varias opciones estudiadas han elegido estrategias relaciona-das con el desarrollo de una respuesta inmune contra la sustan-cia beta-amiloide, lo que ha llevado a la aparición de titulares en los medios de comunicación anunciando el descubrimiento de una vacuna para el alzhéimer. Estos titulares han resultado hasta ahora prematuros, y debemos estar prevenidos contra las certezas que proclaman. El error más común consiste en anunciar un ha-llazgo prometedor de investigación como algo que va a conducir pronto y con toda seguridad a un remedio para la enfermedad, cuando lo cierto es que son necesarias múltiples comprobaciones, replicaciones y estudios para trasladar un hallazgo del laboratorio a la clínica práctica.

Por otra parte, la enfermedad humana no es nunca un problema solamente biológico; afecta al ser humano en su integridad, por lo que tiene también una dimensión social importante, sobre todo en las enfermedades que producen discapacidad, como el alzhéimer y el resto de demencias.

En paralelo a la transición política y económica, nuestro país se ha visto implicado en una transición sociológica muy notable en los últimos cincuenta años. Uno de los cambios más importan-tes corresponde a la manera en que la sociedad se ocupa de la atención de las personas con dependencia, entendiendo por tales a las que necesitan la supervisión o ayuda directa de otros para realizar las tareas básicas de preservación de la salud —es decir, de la vida—, tales como alimentarse, vestirse, cuidar de la higie-ne, realizar actividades o deambular. Las grandes categorías de individuos que integran este grupo de población son los niños, los ancianos y los enfermos.

En la sociedad española tradicional, la atención a estos grupos correspondía a la familia, y en especial a las mujeres. Solo los muy ricos o los muy pobres escapaban a esta regla, a través de la contratación de mujeres para ser atendidos en casa, en el prime-ro de los casos, o para ser confiados a instituciones como asilos, orfanatos, casas de misericordia o similares, en el segundo. Esta última opción se consideraba una vergüenza para la familia, que marcaba tanto a los familiares sanos como a los propios afectados. Y la vergüenza era un estigma terrible en una sociedad en la que los viejos códigos de honor todavía tenían una importancia considerable. Se trataba de un contexto en el que la familia era más importante que el individuo, porque las posibilidades de supervivencia de este sin la ayuda de aquella eran limitadas. La religiosidad también jugaba un papel fundamental en el mantenimiento de este sentido más familiar y grupal de la existencia humana.

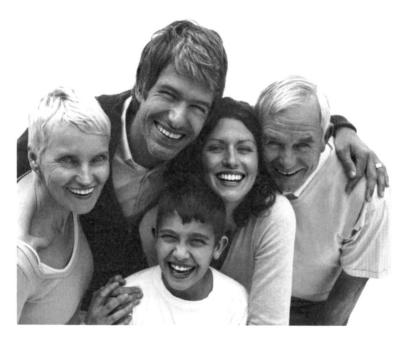

La familia tradicional se ha visto suplantada por formas muy diversas de convivencia.

Este orden de cosas ha cambiado sobre todo en las últimas cinco décadas. La familia tradicional, el núcleo fundamental en la etapa anterior, se ha visto suplantada por formas muy diversas de convivencia a raíz del auge del divorcio y de la vida en pareja sin matrimonio.

El individuo ha pasado a considerarse el elemento fundamental, por encima de la familia. Y las mujeres, afirmándose como individuos, han repudiado un sistema que negaba su derecho a elegir una vida distinta a la de amas de casa, supeditadas en todo a los hombres de la familia. La salida de la mujer al trabajo fuera del hogar, necesaria por otra parte para impulsar el desarrollo económico y material, se ha visto alentada desde la elite política y social como un signo de la evolución y el progreso de la sociedad española, al unísono con las sociedades occidentales.

Pero alguien ha salido perdiendo con el cambio. ¿Quién se ocupa ahora de los dependientes, ya sean ancianos o enfermos? El mensaje de la elite era que se desarrollaría un estado del bienestar en el que la Administración Pública crearía y mantendría un sistema de centros e instituciones, desde guarderías hasta centros de día y residencias, o bien de atención a domicilio, que se haría cargo de las personas con dependencia. El máximo exponente de esta filosofía fue la promulgación de la llamada «Ley de Dependencia». Pero a pesar de que se avanzó en esa dirección, el estado del bienestar en nuestro país nunca llegó a cubrir realmente esas necesidades; por el contrario, se quedó muy atrás si lo comparamos con el desarrollo experimentado en otros países cercanos.

La crisis económica ha supuesto el ocaso definitivo de aquellos mensajes optimistas: bastante será si mantenemos lo que tenemos. Y sabemos que el número de personas dependientes crecerá de forma inexorable en los próximos años a partir del envejecimiento de la población y de la falta de tratamiento eficaz de problemas como el alzhéimer, que es probable que todavía tarde unos cuantos años. Incluso cuando aparezca dicho tratamiento, no hará sino postergar el problema, porque al final siempre nos esperará la enfermedad y la dependencia.

Por lo tanto, la pregunta retorna con más fuerza: ¿quién se va a hacer cargo de los niños, los ancianos y los enfermos? La nueva generación, educada en el individualismo y en el hedonismo, no parece muy dispuesta a asumir la tarea de cuidar. No es raro que los niños y jóvenes pregunten a sus padres, con el tono medio jocoso de los temas embarazosos, a qué residencia querrán ir cuando sean mayores. Nos veremos obligados a reflexionar muy seriamente sobre este problema porque nuestra sociedad tiene que encontrar respuesta. No podemos copiar modelos ingleses, suecos o alemanes porque necesitamos encontrar nuestra propia respuesta.